DES

SYPHILIDES VULVAIRES

PAR

LE Dr PAUL SPILLMANN,

INTERNE EN MÉDECINE ET EN CHIRURGIE DES HÔPITAUX DE PARIS,
LICENCIÉ ÈS-SCIENCES NATURELLES,
ANCIEN INTERNE DES HÔPITAUX DE NANCY,
LAURÉAT DE L'ÉCOLE DE MÉDECINE DE LA MÊME VILLE,
MÉDAILLE DE BRONZE DE L'ASSISTANCE PUBLIQUE (1868).

PARIS
ADRIEN DELAHAYE, LIBRAIRE-ÉDITEUR
PLACE DE L'ÉCOLE-DE-MÉDECINE

1869

DES

SYPHILIDES VULVAIRES

DES

SYPHILIDES VULVAIRES

PAR

LE Dʳ PAUL SPILLMANN,

INTERNE EN MÉDECINE ET EN CHIRURGIE DES HÔPITAUX DE PARIS,
LICENCIÉ ÈS-SCIENCES NATURELLES,
ANCIEN INTERNE DES HÔPITAUX DE NANCY,
LAURÉAT DE L'ÉCOLE DE MÉDECINE DE LA MÊME VILLE,
MÉDAILLE DE BRONZE DE L'ASSISTANCE PUBLIQUE (1868).

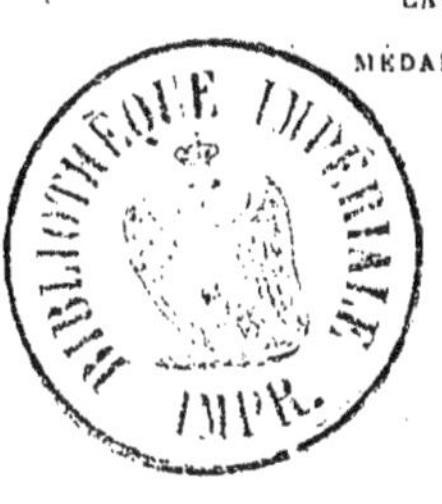

PARIS
ADRIEN DELAHAYE, LIBRAIRE-ÉDITEUR
PLACE DE L'ÉCOLE-DE-MÉDECINE

1869

AVANT-PROPOS.

Je me propose d'étudier dans ce travail toutes les manifestations de la syphilis constitutionnelle qu'on peut rencontrer à la vulve, mais je m'attacherai surtout à bien décrire les accidents de la période dite secondaire de la vérole. Ces lésions semblent avoir été assez sommairement décrites jusqu'à présent; l'injustice avec laquelle elles ont été traitées est surtout frappante si on les compare avec leurs congénères, les syphilides cutanées qu'on a décrites, différenciées et classifiées avec tant de soin. J'essayerai de faire voir que les syphilides vulvaires, loin de pouvoir être réunies sans inconvénient, comme on le fait usuellement, sous la désignation vague de *plaques ou papules muqueuses* (1), présentent entre elles des différences aussi tranchées que celles qui séparent les syphilides cutanées. Nous verrons, en effet, que ces lésions varient à beaucoup d'égards : par leur constitution anatomique, par leur aspect, par leur époque d'appari-

(1) *Synonymie :* Condylomes, plaques muqueuses, pustules plates, pustules humides, tubercules plats, humides, muqueux.

tion, par leur résistance aux ressources de la thérapeutique, et surtout elles diffèrent sous le rapport des lésions non syphilitiques avec lesquelles on est exposé à les confondre.

Si les syphilides vulvaires n'ont pas appelé toute l'attention qu'elles semblent réclamer, ce n'est pas certainement parce que leur étude ne présente pas d'intérêt. La vulve est la région où les manifestations locales de la vérole sont le plus fréquentes; c'est là qu'on les voit apparaître d'abord, souvent avant la disparition du chancre qui les précède à peine; c'est là qu'elles continuent à récidiver avec une opiniâtreté désespérante, accompagnant tous les autres accidents de la maladie, c'est là, enfin, que la diathèse continue quelquefois à s'affirmer, quand elle paraît avoir épuisé son action sur le reste de l'économie.

Ces accidents ont en outre, en vertu de leur situation, une importance capitale, par suite du danger spécial qu'ils offrent pendant toute la période secondaire; je veux parler de leur *contagiosité*, admise universellement aujourd'hui.

Quelques considérations préliminaires sur la région de la vulve nous donneront l'explication des analogies et des dissemblances qui existent entre les syphilides vulvaires et les syphilides cutanées. Les téguments des organes génitaux externes de la femme varient suivant les points où on les étudie. La face externe des grandes lèvres présente un revêtement cutané, tandis que la face interne des grandes lèvres, les petites lèvres, le clitoris et le reste de la vulve sont recouverts d'une muqueuse partout en contact avec des parties voisines et habituellement humide, baignée par les excrétions multiples physiologiques et pathologiques qui sont sans cesse déversées à sa surface.

Ces conditions d'humidité et de juxta-position des parties nous expliqueront les nombreuses différences que présentent les syphilides chez différentes femmes, et chez la même femme suivant ses conditions de santé, les exigences de son état, etc. Par leur action irritante, aidée de l'incroyable incurie qu'on rencontre dans les basses classes, ces secrétions vulvaires, vaginales et utérines semblent faire appel, pour ainsi dire, aux manifestations de la diathèse. Ces conditions, spéciales à la femme, nous rendent compte de la rareté relative des syphilides génitales chez l'homme; elles nous expliquent aussi les différences qu'il y a à cet égard entre la pratique de la ville, chez les gens qui ont des habitudes de propreté, et celle de l'hôpital de Lourcine en particulier.

J'appuierai cette étude sur des observations que j'ai recueillies dans le service de M. Fournier, à l'hôpital Lourcine, et sur celles qui m'ont été communiquées par mon excellent collègue et ami Curtis.

Qu'il me soit permis d'exprimer ici, à mon très-cher maître M. Fournier, toute ma gratitude pour les excellents conseils qu'il a bien voulu me donner ; si, en effet, je réussis à combler en partie une lacune regrettable dans l'histoire de la syphilis, c'est à lui qu'appartient le mérite de l'avoir signalée.

DES SYPHILIDES VULVAIRES

CHAPITRE PREMIER

DIVISION

La classification des accidents syphilitiques qu'on adopte presque toujours dans nos traités est fondée sur l'*époque d'apparition* des lésions; on étudie ainsi les accidents *primitifs*, *secondaires* et *tertiaires*; comme nous nous proposons de faire surtout une étude comparative des caractères diagnostiques des différentes *syphilides secondaires*, nous adopterons une division de celles-ci fondée sur leur constitution anatomique et leur aspect.

A propos de l'anatomie pathologique, nous verrons que l'érosion de la surface est un caractère commun à toutes les syphilides des membranes muqueuses; ce qui les différencie surtout c'est l'intensité du processus irritatif qui aboutit tantôt à une hypertrophie plus ou moins saillante, tantôt à une prolifération destructive des éléments cellulaires du derme. De là des différences d'*aspect* suivant que nous avons : 1° une simple rougeur avec érosion; 2° une augmentation d'épaisseur du derme, plus ou moins étendue et *saillante*, toujours avec érosion superficielle; 3° perte de substance du derme constituant une ulcération plus ou moins *déprimée*.

En partant par conséquent de l'hypérémie nous pouvons établir, comme le propose M. Fournier, quatre degrés successifs auxquels répondent les quatre formes suivantes :

1° Syphilide érosive;
2° Syphilide papuleuse;
3° Syphilide papulo-hypertrophique;
4° Syphilide ulcéreuse (1).

Cette division des accidents offre plusieurs avantages considérables : d'abord elle est fondée d'une manière rationnelle sur l'anatomie pathologique telle qu'on la connaît, et elle répond bien aux principaux types cliniques que fournit l'*aspect des accidents*. Puis elle range les lésions dans un ordre qui est assez conforme à leur évolution chronologique. Enfin, cette classification est fort analogue à celles qu'on a adoptées pour les syphilides cutanées, notamment celle de Bassereau (2). Or nous espérons pouvoir montrer que, théoriquement et cliniquement, l'analogie entre ces deux ordres d'accidents de la peau et ceux des muqueuses, est complète pour

(1) Nous empruntons cette classification aux leçons cliniques faites cette année même à l'hôpital de Lourcine, par M. Fournier.

(2) Classification de Bassereau :

1° La forme érythémateuse.		5° La forme bulleuse.	
2° —	papuleuse.	6° —	pustuleuse.
3° —	papuleuse humide ou muqueuse.	7° —	tuberculeuse.
		8° —	squammeuse.
4° —	vésiculeuse.		

toutes les variétés, et que les quelques dissemblancesque l'on constate s'expliquent d'une manière très-physiologique par l'influence des conditions locales.

Le parallèle des syphilides cutanées et muqueuses nous oblige à empiéter un peu sur des questions qui devront être soulevées plus loin; mais nous préférons l'entreprendre maintenant, pendant que nous nous occupons à un point de vue général de la classification des lésions, quitte à l'appuyer plus tard par nos observations.

En prenant successivement chaque espèce de syphilide muqueuse, nous allons les comparer aux formes cutanées admises par Bassereau.

La *syphilide érosive* de la vulve et des muqueuses est, selon nous, le pendant de la forme érythémateuse de Bassereau. La tache rubéolique cutanée, perdant son épithélium par l'action des liquides, devient humide; on pourrait conserver pour cette lésion seulement la désignation de *plaque muqueuse* dont on a vraiment trop étendu l'application. Une circonstance qui prouve cette analogie est la conversion réciproque l'une dans l'autre de ces variétés d'accidents sous l'influence de conditions locales analogues à celles que nous invoquons pour la vulve. Ainsi, on voit la syphilide cutanée érythémateuse, chez certaines malades grasses, se transformer au-dessous des seins et dans les plis inguinaux, en véritables plaques muqueuses. D'autre part, lorsque les petites lèvres affectées de sclérème, ont atteint un volume considérable, leur muqueuse, se trouvant exposée au contact de l'air et du vêtement, devient sèche et semblable à la peau. On voit alors des syphilides qui étaient érosives et qui sont encore entourées de lésions humides plates ou papuleuses se dessécher et ressembler absolument aux accidents cutanés voisins.

La syphilide papuleuse et la papulo-hypertrophique, deux degrés différents de la même lésion, sont également des syphilides papuleuses cutanées desquamées à leur superficie et plus ou moins irritées.

Quant à la quatrième forme de M. Fournier, comprenant les *syphilides ulcéreuses*, nous croyons qu'elle correspond aux formes pustuleuses et surtout *ecthymateuses* des syphilides de la peau. Nous avons pu voir des lésions croûteuses cutanées devenir des ulcérations plus ou moins profondes, stationnaires ou progressives, sous l'influence de l'action de cataplasmes, qui empêchaient la production de la croûte caractéristique de l'ecthyma. On voit sur la peau des plaques d'ecthyma sous lesquelles se forme continuellement du pus, lequel se concrète au fur et à mesure de sa production, s'échappant de temps en temps lorsque le malade se gratte et soulève la croûte. Cette lésion serait l'analogue de la syphilide ulcéreuse *extensive* ; l'ecthyma syphilitique *stationnaire* correspond sur la peau à certaines ulcérations vulvaires peu profondes, souvent isolées, qu'on rencontre dans des cas de syphilis déjà un peu ancienne et qui étonnent souvent le médecin par leur résistance à la médication. Nous avons plusieurs observations où ces deux lésions: ecthyma cutané et syphilide ulcéreuse, se sont trouvées réunies chez le même sujet, sur des parties du corps très-voisines, par exemple, sur les faces externe et interne des grandes lèvres. Nous en donnerons des exemples tirés de nos observations, dans la description clinique de la variété *syphilide ulcéreuse vulvaire*.

En somme, si les syphilides cutanées présentent quelques variétés qui semblent ne pas exister sur les muqueuses, cela tient à ce qu'on les a divisées d'après l'aspect de leur surface. Or celui-ci dépend tantôt de l'*état de l'épithélium*, selon qu'il est accumulé en masse ou à l'état furfuracé (syphilide cornée, squammeuse) ou bien soulevé par de la sérosité ou du pus (syphilide vésiculeuse et pustuleuse), tantôt de l'accumulation de *croûtes*.

Ces états de la surface des lésions ne peuvent pas se constituer dans les régions *humides*.

Mais, d'autre part, si l'imbibition de la surface des lésions des muqueuses empêche ces formes de syphilide de s'y produire, d'autres formes spéciales aux régions humides se rencontrent. Je veux parler des variétés de syphilides *diphthéroïdes* qui sont constituées par l'accumulation des détritus épithéliaux macerés et des exsudats fibrineux diversement coloriés qui remplacent les croûtes des régions sèches, et donnent lieu parfois à des apparences très-singulières, dans certains cas où des malades malpropres laissent ces sécrétions s'accumuler et pourrir sur place.

Si cette étude comparative des lésions vulvaires semble minutieuse à un degré fastidieux, nous renvoyons le lecteur au chapitre du diagnostic de chacune des variétés; on pourra voir combien sont différentes les exigences et les difficultés du diagnostic suivant les variétés que nous cherchons à établir.

CHAPITRE DEUXIÈME

ANATOMIE PATHOLOGIQUE.

L'anatomie pathologique des lésions cutanées et muqueuses de la syphilis secondaire a été fort peu étudiée et nous est encore très-mal connue. — Il est, en effet, rare d'avoir l'occasion de faire l'examen anatomique des syphilides, et cette étude ne peut guère être faite que sur des papules saillantes et très-développées qu'il est facile d'exciser sur le vivant.

Nous n'avons rien à dire de spécial au sujet de la syphilide érosive: il s'agit évidemment là d'une *hyperémie* locale accompagnée d'une simple *chute de l'épithélium.* Cette desquamation qui accompagne presque toutes les inflammations des muqueuses, et qui fait partie du processus constitutif de toutes les syphilides muqueuses, rend compte de l'état érosif d'accidents vulvaires qui, sur la peau voisine, constituent de simples taches rubéoliques ou papuleuses. La même surface érosive, dans certaines conditions de malpropreté, se recouvre de détritus épithéliaux desquamés, et d'exudats solidifiés qui, fermentant dans les liquides vulvaires, deviennent une cause nouvelle, surajoutée, d'irritation chronique. C'est dans ces conditions que sur de simples érosions ou papules vulvaires naissent et s'accroissent ces masses papillaires que l'on considérait autrefois comme des lésions syphilitiques. On aurait peine à croire quel volume ces masses en chou-fleur, ces crêtes de coq, peuvent atteindre sans que les femmes qui les portent s'en préoccupent, et chose plus inconcevable, sans qu'elles deviennent repoussantes pour leurs amants. — On voit arriver à Lourcine des malades qui ne réclament les secours de l'art que lorsque l'entrée de leurs parties sexuelles est complétement obstruée par des tumeurs papillaires fétides et imprégnées de pus, et qui opposent aux rapports sexuels un obstacle mécanique insurmontable.

Nous verrons ces conditions *d'irritation locale* nullement spécifique, jouer un très-grand rôle dans la production des variétés de syphilides vulvaires, surtout pour les formes papuleuses exagérées, que nous avons appelées, d'après M. Fournier, syphilide papulo-hypertrophique.

La structure des *papules* est mieux connue, surtout dans leur forme exubérante. Virchow (1) con-

(1) Virchow, Traité des tumeurs, vol. II.

sidère ces accidents comme de simples hyperplasies de la peau. Voici, du reste, la description qu'il donne à ce sujet : « Une portion tout entière de la peau se soulève sous forme de gonflement arrondi et aplati, à l'intérieur duquel les papilles sont plus ou moins grandes, quoique en général modérément augmentées de volume, et par-dessus lequel, au début du moins, passe l'épiderme lisse. Peu à peu la prolifération augmente dans le derme; son tissu connectif donne naissance à une prolifération progressive, qui conserve d'abord le caractère du tissu même. Jusqu'à ce moment le condylome n'est guère non plus qu'une hyperplasie simple de la peau.

« Mais bien souvent ce développement continue à progresser. La tumeur, qui jusque-là était sèche, se tuméfie par une granulation plus active, les papilles se remplissent de jeunes cellules, il se fait une transsudation humide ; l'épiderme se détache, il en résulte une surface dénudée, mouillée, qui fournit d'abord une véritable suppuration, et dont plus tard le tissu tombe en déliquium. Tel est le tubercule muqueux proprement dit, qui n'est autre chose qu'une tumeur gommeuse peu développée ; il conserve encore quelques propriétés particulières au tissu qui lui a donné naissance, il est surtout plus compacte et plus cohérent que beaucoup d'autres tumeurs du même genre. »

Il existe donc, comme nous venons de le voir, dans les papules un épaississement du tissu dermique, une hypertrophie du corps papillaire qui peut aller jusqu'à la végétation. Mais ce processus a-t-il quelque chose de spécial à la vérole : nous ne le pensons pas. Toutes les irritations des muqueuses donnent lieu à ces excroissances papillaires, et l'on peut remarquer que dans la syphilis ces néoformations exubérantes surviennent toujours sous l'empire d'une simple irritation locale.

Nous verrons, en effet, dans la description clinique de toutes ces lésions que leur origine et leur développement se rattachent à l'incurie extrême dans laquelle vivent les malades.

La syphilide ulcéreuse est une lésion plus tardive chronologiquement et semble se rapprocher de la gomme par ses caractères anatomiques et cliniques.

Le processus irritatif local qui, dans les syphilides plus précoces, donne lieu à une simple *hypertrophie* du tissu ancien, semble ici acquérir une intensité plus grande et aboutir à la *destruction* du derme. Cette tendance destructive varie en intensité depuis la simple ulcération stationnaire, jusqu'au véritable phagédénisme.

Les gommes sont, sous tous les rapports, des accidents tellement distincts des syphilides secondaires, que nous avons préféré réunir dans un seul chapitre tout ce que nous avions à dire à leur sujet. Ces accidents offrent des caractères spéciaux tant au point de vue de l'anatomie pathologique, des caractères cliniques et diagnostiques, que des indications thérapeutiques. Qu'il nous suffise donc ici de dire qu'on trouvera dans le *Manuel d'histologie pathologique* (1) de MM. Ranvier et Cornil une description détaillée de la structure histologique des gommes avec une analyse des opinions des auteurs à ce sujet.

CHAPITRE III.

ÉTIOLOGIE ET PATHOGÉNIE.

Inutile de dire que la cause générale et prédominante sous l'influence de laquelle se développent les accidents qui nous occupent, est la *syphilis constitutionnelle*. Mais, de tout temps, on a remarqué des différences individuelles dans le nombre et la gravité des manifestations de la diathèse. Celle-ci revêt chez les uns une forme bénigne, chez les autres une forme maligne. M. Bassereau a cru trouver dans les variétés d'étendue et le degré d'induration de l'accident primitif, l'expression, sinon la cause, des variations d'intensité des manifestations de la maladie. Cependant l'expérience de notre maître, M. Fournier, et les résultats consi-

(1) Cornil et Ranvier, Manuel d'histologie pathologique ; Paris, 1869, p. 186 et seq.

gnés dans nos observations nous font rejeter complétement cette manière de voir.

Les manifestations locales de la vérole varient suivant l'influence de conditions générales bien déterminées sur lesquelles nous passerons rapidement; nous voulons simplement rappeler l'influence du *tempérament* des malades, de l'*âge de la syphilis*, du *traitement antérieur* qui fait souvent complétement défaut, et, enfin, de l'*hygiène* et de l'*alimentation* des malades.

Quant aux *causes locales*, elles offrent ici un intérêt et une importance tout à fait spéciale. Chez l'homme les lésions génitales sont rélativement rares et peu graves : les organes génitaux externes sont chez lui, pour ainsi dire, isolés et à l'abri de presque toute contamination ; chez la femme, au contraire, la vulve et le vagin constituent une sorte de cloaque où viennent se réunir et s'accumuler tous les liquides excrétés par le sytème génito-urinaire. Ces conditions sont surtout exagérées dans les cas d'un embonpoint excessif et chez les femmes enceintes : dans ces cas, la surface de la vulve tout entière en juxta-position avec les parties voisines et constamment humectée, se comporte comme une membrane muqueuse. C'est en nous appuyant sur ces données de physiologie pathologique et sur nos observations, que nous pouvons invoquer, parmi les causes des manifestations vulvaires, toutes les maladies préexistantes ou intercurrentes du système génital et des parties voisines (vulvite et intertrigo, vaginite, uréthrite, leucorrhée, métrite muqueuse) ; toutes les conditions de malpropreté, la présence de pédiculi à la vulve, la gale, le prurigo, etc.

C'est à l'action de ces conditions, agissant à la fois comme *cause* et comme *effet* pendant un temps prolongé, qu'est due l'exubérance prodigieuse des lésions vulvaires invétérées.

Ainsi on peut dire, *en somme*, que l'apparition de lésions génitales nombreuses est particulièrement favorisée chez la femme par les conditions physiologiques et pathologiques qu'elle présente ; et que la fréquence et la persistance de ces manifestations seront subordonnées aux soins que la malade prendra de sa personne, et aux exigences de sa profession, qui pourront rendre difficiles ou impossibles les soins de propreté et le repos, indispensables pour prévenir l'irritation de la région vulvaire.

A propos du traitement local nous verrons que les principales indications thérapeutiques découlent directement de ces notions sur l'étiologie des accidents.

CHAPITRE IV.

SYMPTOMATOLOGIE.

C'est surtout pour la description symptomatique que la division des syphilides, d'après leur *aspect*, pourra nous rendre des services. Dans cette description nous nous attacherons surtout à bien exposer les *caractères objectifs* de ces lésions, car ils sont souvent la principale source des données diagnostiques.

Il ne faudrait pas croire que nous ayons la prétention de donner une classification dont on puisse faire une application rigoureuse aux lésions vulvaires ; chacune de nos variétés ne répond qu'à des cas types, et la séparation que nous faisons, comme du reste pour toutes les classifications nosologiques, est purement artificielle. On rencontre, en effet, dans la pratique, un grand nombre de cas intermédiaires, qui représentent des termes de transition entre les variétés voisines.

Pour abréger l'exposition des symptômes, nous allons passer rapidement en revue certains *caractères communs* que présentent les accidents vulvaires ; puis nous aborderons l'étude de leurs caractères distinctifs, en suivant l'ordre que nous avons déjà énoncé.

Rappelons d'abord que ce sont des lésions de *développement spontané*, ne réclamant, pour pouvoir se constituer, que l'influence de la diathèse, aidée de quelques conditions locales ou indispensables. Nous voulons dire par là que ces accidents surviennent en dehors de toute condition de *contagion* nouvelle. La connaissance de ce caractère est importante, surtout au point de vue de certaines questions de médecine légale.

Presque tous ces accidents sont, par suite de leurs caractères de syphilides muqueuses, des lésions *sécrétantes ;* le liquide exsudé varie depuis une sérosité limpide jusqu'au pus le plus épais ; l'abondance de la sécrétion varie aussi dans des limites très-étendues. Lorsqu'elle est très-considérable, elle devient cause d'exacerbations locales et de complications inflammatoires, ainsi que nous le verrons plus loin.

Cette sécrétion est *non inoculable* au sujet qui porte les lésions. Des inoculations qu'on pourrait compter par centaines ont été faites par mon maître, M. Fournier, ainsi que par d'autres, avec ce résultat invariable : inoculation *négative.*

Il est vrai de dire qu'on a prétendu obtenir la reproduction de ces accidents par un mode spécial d'inoculation ; en appliquant sur des surfaces saines de petits vésicatoires et en pansant la surface excoriée avec les matières recueillies à la surface de plaques muqueuses ; on a pu reproduire, en ces points, des lésions qu'on a considérées comme des exemples d'auto-inoculations de plaques muqueuses. Mais il y a là une erreur dangereuse pour l'histoire doctrinale de la syphilis. La lésion qui se produit sous l'influence du vésicatoire, suivi de pansements irritants, est une manifestation constitutionnelle évoquée en un point donné du tégument externe par l'action d'une irritation locale; cette explication est parfaitement conforme à ce que nous avons déjà dit relativement à la pathogénie des localisations de la syphilis secondaire.

Mais si les liquides sécrétés par ces lésions sont sans danger pour la personne qui les porte, il en est tout autrement lorsqu'il s'agit de leur action sur un sujet non vérolé. La *contagiosité* des accidents secondaires est établie sur des milliers de preuves et n'est plus contestée par personne. Ces accidents, en particulier les syphilides génitales de la femme, sont, sans exception, les plus dangereuses de toutes pour la société, par leur rôle prépondérant dans la dissémination de la vérole. Les circonstances suivantes expliquent leur terrible fécondité : elles sont non-seulement extrêmement fréquentes et persistantes chez les femmes des basses classes, mais, par suite de l'absence de toute *douleur*, même à la pression, les malades se trouvent souvent en être atteintes sans en avoir conscience; on voit se présenter à Lourcine, le jour de la consultation, des femmes qui portent des lésions vieilles déjà de plusieurs mois, tellement exubérantes que la vulve se trouve complétement déformée, et qui avouent avoir eu des rapports sexuels avec plusieurs individus la veille même de leur visite à l'hôpital! Même chez des personnes plus intelligentes, plus soucieuses de leur état et de la santé de leurs amants, la syphilide, surtout si elle appartient à la forme érosive, peut être assez insignifiante en apparence pour passer inaperçue et n'en être que plus dangereuse pour la transmission de la maladie.

Un autre caractère de ces lésions est de céder très-rapidement à la médication. Malgré leur multiplicité et leur confluence habituelle, elles disparaissent et récidivent avec une égale facilité. Une seule espèce de syphilide fait exception à cet égard : c'est la forme ulcéreuse qui est souvent très-opiniâtre. Cette *curabilité* résulte directement de ce que nous avons dit de la pathogénie de ces accidents ; dans l'immense majorité des cas, il suffit de très-peu de soins pour les voir disparaître sous l'influence du repos et de lotions.

Il y a un dernier caractère commun à toutes les formes de syphilides génitales, sans exception, qui présente une grande importance au point de vue clinique et au point de vue doctrinal : je veux parler de l'*état induré* de la base qui peut se rencontrer dans chacune des formes d'accidents. Je me contente ici de dire que cette induration, dans certains cas, représente *exactement* l'induration du chancre infectant, sans qu'on puisse l'attribuer à une transformation *in situ* du chancre en accident secondaire.

Pour les détails nombreux que comporte cette question, je renvoie le lecteur au mémoire publié par M. Fournier (1). A propos du diagnostic entre les syphilides et le chancre induré, nous devrons reparler de la valeur de ce phénomène.

Nous pouvons maintenant aborder la description de chaque variété d'accidents vulvaires, en commençant par la forme érosive.

I. *Syphilides érosives.*

Ces accidents consistent essentiellement en de petites *érosions superficielles*, *rouges ou rosées*, absolument plates, de niveau avec les surfaces voisines. Lorsqu'on examine une de ces lésions de près, après avoir lavé et essuyé la partie qui les porte, on reconnaît que, sauf une *rougeur* plus ou moins vive, tranchant quelquefois à peine sur la coloration rose de la muqueuse saine, elles ne consistent qu'en une *desquamation* de l'épithélium. A leur surface se produit assez rapidement une gouttelette de sérosité plus ou moins transparente, et cette sécrétion, laissée à demeure au fur et à mesure de sa production, peut, en se concrétant, donner à ces érosions une teinte *opaline* ou *blanche*. Ces lésions sont alors absolument semblables aux plaques opalines de la bouche. Elles sont le plus souvent petites, lenticulaires, au plus larges comme une pièce de 1 franc, à moins que plusieurs ne se réunissent pour former

(1) Archives générales de médecine, juin 1868 : Du pseudo-chancre induré.

par confluence une large nappe de forme irrégulière.

Leur *forme* est ordinairement arrondie, quelquefois *cerclée* ou en fer à cheval. (Planche II, B).

C'est une lésion indolore, non prurigineuse, ne déterminant pas de complications inflammatoires, et, par conséquent, très-souvent ignorée des malades.

C'est de toutes les formes de syphilides la plus précoce dans son apparition. On les voit quelquefois entourer le *chancre*, vers la période de déclin de celui-ci, sous forme d'un groupe d'*érosions lenticulaires* rosées qui constituent alors la première expression de la syphilis constitutionnelle, évoquée par l'irritation locale que cause le chancre: dans quelques cas, le chancre, disparaissant peu à peu, est envahi par la confluence de ces érosions, qui s'assimilent les restes de son induration et constituent alors, par une sorte de transformation *in situ*, un accident secondaire.

Ces lésions peuvent, par un simple traitement local, comme l'interposition d'un peu de ouate entre les surfaces malades, se dessécher; mais si ce traitement fait défaut, elles continuent à macérer dans leurs propres sécrétions; sous l'influence de ce contact, il s'établit une légère irritation hyperplasique qui aboutit à une légère augmentation d'épaisseur du derme muqueux, de manière à constituer des cas intermédiaires à la forme érosive et à la forme papuleuse que nous allons maintenant décrire.

Syphilide érosive.

Observation Ire. — B... (Marie), 21 ans, entre le 8 octobre 1868. Salle St. Clément.

Antécédents. — Deux séjours antérieurs dans cet hôpital depuis un an pour des accidents syphilitiques secondaires. Les lésions actuelles datent de huit jours.

Etat actuel — Sur le capuchon du clitoris et sur la petite lèvre droite, deux *érosions :* la supérieure, circulaire; la seconde, demi-circulaire. Toutes deux superficielles, lisses, accompagnées d'une induration parcheminée des plus nettes.

Diagnostic. — *Syphilide vulvaire érosive.*

Traitement. — Proto-iodure d'hydrarg., 0,05; lotions chlorurées, etc.

14 décembre. Cicatrisation. Il lui est prescrit 1 gramme d'iodure de potassium. Sort le 28 décembre.

Obs. II. — C... (Marie), 19 ans, entrée le 29 décembre 1868.

Antécédents. — Début il y a quinze mois. Traitée pendant cinq mois, dans le service de M. Desprez, pour des accidents secondaires multiples.

État actuel. — Les deux petites lèvres sont entièrement couvertes d'*érosions secondaires*, cerclées ou irrégulières, humides sur la face interne, sèches sur la face externe. A droite, quelques-unes de ces érosions ont une base *parcheminée.*

La petite lèvre gauche est fortement indurée. Une grosse papule au sommet de la grande lèvre gauche ; adénopathie peu marquée ; papules muqueuses labiales, linguales.

Diagnostic. — *Syphilide vulvaire érosive.*

Traitement. — Lotions chlorurées, ouate ; bains.

4 janvier. Les érosions sont sèches.

Le 7. Sortie très-améliorée.

Ces deux observations présentent des exemples de syphilides érosives remarquables à deux égards par leur forme cerclée et par l'induration de leur base. On voit en outre, dans la seconde, une confirmation de l'opinion que nous avons émise sur l'influence des téguments, sur la nature des lésions qu'ils supportent. Humides sur la face muqueuse, les érosions étaient au contraire sèches sur la face cutanée.

Syphilide érosive.

Obs. III. — R... (Marie), 17 ans, entrée le 4 avril 1868.

Antécédents. — Porte des « boutons » aux parties génitales depuis trois semaines ; angine depuis la même époque.

Etat actuel. — Sur la grande lèvre, légèrement tuméfiée et rosée on trouve une série de petites érosions miliaires pour la plupart; deux ou trois seulement ayant la largeur d'une lentille. Elles ont une coloration rosée qui se confond avec celle des téguments voisins; elles sont très-superficielles, planes, limitées par un bord circulaire à peine saillant et un peu plus pâle que le fond des érosions. En quelques points ces érosions se touchent par confluence; elles occupent la face interne ou muqueuse de la grande lèvre dans toute sa hauteur. Leur surface est peu humide ; leur base présente une *induration feuillée* assez nette quoique superficielle.

Sur la grande lèvre droite une série de petites papules sèches pour la plupart.

Diagnostic : Syphilide vulvaire érosive.

Adénopathie bi-inguinale, cervicale; quelques croûtes dans les cheveux; quelques papules sèches autour de l'anus.

Traitement.— Proto-iod. d'hydrarg., 0,05 ; lotions chlorurées. La malade succombe le 30 avril après un avortement.

Cette observation est un des cas intermédiaires à la forme érosive et à la forme papuleuse. Elle montre aussi les différences que présentent les mêmes lésions suivant qu'elles siégent sur la peau ou sur la muqueuse.

II. *Syphilides papuleuses.*

Si, dans la clientèle de la ville où l'on vit dans une terreur peut-être exagérée des accidents syphilitiques, la forme érosive est la manifestation la plus commune de la diathèse, il en est autrement chez les personnes appartenant aux classes qui viennent se faire traiter à l'hôpital. Ici, l'accident qu'on rencontre le plus fréquemment est certainement la *papule muqueuse*, et c'est cette lésion qui a été le mieux décrite sous la dénomination impropre de plaque muqueuse.

Comme la *syphilide érosive* négligée devient assez promptement papuleuse, et comme les papules humides, une fois constituées, persistent sous l'influence des causes qui leur ont donné naissance, et mettent un temps assez long pour arriver à constituer l'accident monstrueux qui compose notre troisième classe de lésions, on comprend que l'immense majorité des femmes syphilitiques qu'on voit dans les hôpitaux soient affectées de cet accident.

La *syphilide papuleuse* consiste en une saillie de la muqueuse surmontée d'une érosion.

Cette saillie offre un caractère spécial qui permet de reconnaître sa nature du premier coup d'œil dans l'immense majorité des cas ; elle est *plane* à sa surface et non pas convexe ou conique comme les pustules, ou les éruptions lichénoïdes. Souvent même la surface, au lieu d'être plate, est légèrement concave. Alors souvent, le fond un peu déprimé offre une coloration un peu plus foncée que les bords arrondis et blanchâtres, de sorte que la lésion revêt une forme annulaire ; mais le plus souvent, comme nous l'avons dit, la surface est plate (papule plate des auteurs) et limitée par des bords arrondis, nettement limités à la base d'insertion du disque. Le contour de cette lésion est arrondi, ovalaire ou circulaire ; son diamètre varie ordinairement entre celui d'une lentille et celui d'une pièce de 1 franc.

Quant à sa hauteur, elle va jusqu'à 3 millimètres environ ; ceci ne veut pas dire qu'au delà de cette épaisseur la papule cesse de s'accroître ; le développement de ces lésions, dans certaines conditions, ne paraît vraiment pas avoir de limites ; mais la papule, arrivée au volume que nous venons de désigner, perd le plus souvent son aspect discoïde aplati, devient exubérante, irrégulière, et constitue alors une véritable tumeur ; c'est pour ces cas, assez communs du reste, que nous avons adopté la troisième catégorie de syphilides.

La surface de ces papules est toujours humide dans les cas où aucun traitement n'est venu la modifier. La sécrétion est presque toujours abondante et épaisse. C'est souvent un pus véritable qui se collecte et se concrète à la surface des lésions et surtout vers les limites de la surface sécrétante. Alors ce liquide devient excessivement fétide et irritant pour les parties sur lesquelles il coule. La coloration des papules est ordinairement rosée, mais varie sous l'influence des accumulations exsudatives qui se font sur la surface. Ainsi, on voit le plus souvent une couche diphthéroïde, blanche ou grise, quelquefois jaune, plus ou moins épaissie, plus ou moins adhérente. Cet exsudat quelquefois se collecte en petits points blancs, parsemés sur la surface de la papule, comme si on y avait répandu quelques grains de semoule.

D'autres fois la sécrétion pultacée prend une coloration d'un jaune brillant; nous avons pu voir, dans le service de M. Fournier, à Lourcine, des cas où cette coloration citrine coïncidait avec un ictère général. On trouvera plus loin un abrégé de ces observations. (Obs. VII et XXV).

Nous avons également observé une négresse dont les papules vulvaires offraient une coloration *verte* très-prononcée.

Les papules muqueuses sont, comme les autres syphilides, indolores; ce n'est que lorsqu'elles sont irritées, enflammées, qu'elles deviennent prurigineuses.

Cette lésion est rarement unique: les conditions locales favorables à son développement existent généralement sur des surfaces étendues; c'est ainsi qu'on voit le plus souvent des papules multiples s'étaler sur toute la vulve, sur ses surfaces intérieures et extérieures; elles sont souvent alors confluentes, de manière à constituer de larges nappes saillantes, limitées par des bords ondulés et coupés transversalement par des crevasses ou sortes de rhagades qui montrent les points de contact des disques juxtaposés.

Une circonstance qui vient encore montrer à quel point l'état local détermine l'apparition de cet accident, c'est l'influence qu'exerce une papule muqueuse sur la surface tégumentaire opposée qui se trouve en contact avec elle. On voit apparaître en ce point une érosion qui se soulève et constitue bientôt une papule semblable à celle qui lui a donné naissance. C'est par ce mécanisme que les plis de la muqueuse et les plis cutanés se doublent sur leurs deux faces opposées de longues séries de plaques, séparées au fond du sillon par des crevasses profondes.

Lorsque la surface muqueuse de la vulve présente ces lésions, sa surface cutanée et les régions cutanées voisines, fesses, plis inguinaux et génito-urinaires et faces internes des cuisses, peuvent également, dans des conditions particulières d'embonpoint et d'incurie, présenter de véritables papules muqueuses, plus ou moins nombreuses et confluentes; mais, le plus souvent, on voit la surface cutanée de la vulve, comme la peau des régions voisines, être affectée d'une syphilide papuleuse sèche, peu saillante, pâle, semblable à celle qui se trouve décrite dans les traités de dermatologie.

Ces papules, abandonnées à elles-mêmes, n'ont aucune tendance vers la guérison ; nous avons vu, en effet, que par leurs sécrétions elles entretiennent elles-mêmes l'état des parties le plus favorable à leur accroissement, et arrivent alors à constituer les lésions que nous devons décrire un peu plus loin ; mais, si on vient à les traiter, même sans avoir recours à la médication générale de la diathèse, si on les soumet à de simples soins d'hygiène, comme lotions, pansements avec substances absorbantes et inertes, on les voit, avec une promptitude merveilleuse, d'abord se dessécher, puis s'atrophier et s'effacer en quelques jours. Cette résolution rapide est un fait curieux, spécial à la forme papuleuse des syphilides.

Papules secondaires de la vulve. — Papules diphthéroïdes.

Obs. IV. — S...... (Honorine), 16 ans, entrée le 18 août 1868.

Antécédents. — Dit avoir eu, il y a un mois, un bouton sur la grande lèvre gauche. Pas de traitement antérieur.

Etat actuel. — Au niveau du point indiqué par la malade, cicatrice large, pâle, à base consistante, d'une dureté pâteuse et profonde.

Toute la région ano-vulvaire présente une éruption *papuleuse* confluente qui varie d'aspect suivant le point où on l'examine. Sur les grandes lèvres, les fesses, dans les plis génito-cruraux, ce sont des *papules sèches*, arrondies, saillantes, larges en moyenne comme un gros pois. Les papules périanales sont recouvertes d'une sécrétion grisâtre sèche. Celles des sillons génito-cruraux sont perforées à leur sommet et présentent autour de leur base un liséré squameux.

Les *papules* situées sur la muqueuse vulvaire, à la face interne des grandes lèvres, sont des plaques arrondies, superficielles, couvertes d'une sécrétion grisâtre *diphthéroïde.*

Enfin, à la face interne de la cuisse, sont quelques papules rosées, plates, avec un fin liséré furfuracé.

Sur le tronc et les cuisses, syphilide papulo-squameuse discrète. Eruption pustulo-crustacée au cuir chevelu. Peu d'alopécie.

Diagnostic : Syphilide papuleuse vulvaire.

Traitement. — Proto-iodure d'hydrargyre, 0,05 ; lotions chlorurées ; ouate, bains, etc.

29 août. Les lésions sont sèches.

5 septembre. Cautérisation avec le crayon de nitrate d'argent.

Le 12, cicatrisation.

Le 18, sortie.

Cette observation est un bel exemple de polymorphie des accidents chez une même malade : d'une part, nous voyons les papules cutanées sèches, squameuses ; d'autre part, les papules situées sur la muqueuse vulvaire couvertes d'un enduit *diphthéroïde*. Nous ferons également remarquer la rapidité avec laquelle ont disparu tous les accidents sous l'influence du traitement local.

Papules vulvaires indurées.

Obs. V. — G.... (Adèle), 21 ans, entrée le 8 avril 1868.

Antécédents. — Il y a un mois elle aperçut des « boutons » aux parties génitales. Depuis trois semaines boutons sur la peau.

Etat actuel. — Sur le bord libre des grandes lèvres une série de papules muqueuses discoïdes, très-confluentes, et s'étendant en bas en traînée linéaire sur la fesse droite. Le bord libre des grandes lèvres, surtout à droite, présente une induration très-marquée.

Sur la face externe des grandes lèvres et sur les fesses, autour de l'anus, plusieurs papules muqueuses tubéreuses.

Sur la petite lèvre gauche plusieurs petites papules muqueuses rosées, légèrement saillantes.

Adénopathie bi-inguinale. Syphilide papulo-croûteuse de l'aisselle. Plaques amygdaliennes.

Diagnostic : Syphilide papuleuse vulvaire.

Traitement. — Proto-iodure d'hydrarg., 0,05 ; bains.

18 avril. Commencement de dessiccation.

Le 29, toutes les plaies vulvaires, à part une, sont cicatrisées.

7 mai. Cicatrisation complète. Sortie.

Nous voyons ici un exemple du passage de la forme papuleuse simple à la forme papulo-hypertrophique. Nous signalerons également l'*induration* très-marquée des lésions situées sur le bord des grandes lèvres.

Papules secondaires indurées.

Obs. VI. — D... (Anastasie), 19 ans, entrée le 5 mai 1868. — Salle St.-Clément, n° 32.

Antécédents. — Dit avoir eu un « bouton » sur la grande lèvre droite il y a cinq semaines ; après quelques jours il survint d'autres boutons. Aucun traitement antérieur.

Etat actuel. — Sur la grande lèvre droite, non tuméfiée, deux larges érosions, l'une à la partie supérieure, large comme une pièce de 1 franc ; l'autre en bas, se continuant sur la petite lèvre droite, large comme une pièce de cinq francs en argent. Ces lésions ont des bords un peu ondulés, saillants, leur surface est plane et élevée; elles ont une coloration rosée mélangée d'une teinte grisâtre et suintent assez abondamment; à les voir, elles ressemblent à de larges papules humides, *leur base est très-indurée, comme du bois.* Sur la face interne de la grande lèvre gauche on trouve trois papules érosives semblables, moins larges et beaucoup moins fortement indurées; leur base est à peine résistante.

Les deux petites lèvres assez tuméfiées, indurées, sont couvertes sur leurs faces externes et internes de larges plaques érosives, rosées, grisâtres, suintantes, diphthéroïdes. Les petites lèvres sont épaissies, indurées dans toute leur épaisseur, rigides.

Au pourtour de l'anus de petites papules arrondies, saillantes, érosives, superficielles, et séparées par des sillons non exulcérés.

Adénopathie bi-inguinale très-nette; roséole sur le dos. Inoculation avec le pus de la large plaque de la grande lèvre droite.

Traitement. — Lotions chlorurées, poudre d'oxyde de zinc; charpie, bains.

7 mai. Inoculation négative. Nouvelle inoculation cette fois avec le pus de la plaque de la petite lèvre gauche.

Le 9. La roséole a disparu. Les inoculations sont négatives.

Le 12. La réparation commence à se faire.

Le 16. Presque toutes les plaies sont sèches, mais toujours résistantes. La malade demande sa sortie. Elle revient à la consultation le 23 juin, se faire traiter pour des papules humides de la vulve, des plaques tubéreuses de l'anus.

Les accidents vulvaires sont nettement indurés.

Papules confluentes.

Obs. VII. — G... (Marie), 17 ans, entrée le 19 novembre 1868. Salle St.-Jean, n° 11.

Antécédents. — Pas de renseignements sur le début de la maladie. N'a jamais fait de traitement.

Etat actuel. — Dans toute la région vulvaire et dans les plis génito-cruraux, plusieurs papules arrondies, discoïdes, très-saillantes, jaunes. Dans le pli génito-crural elles sont tellement confluentes qu'elles forment une *plaque croûteuse d'un jaune vif,* qui s'étend jusqu'à l'épine iliaque antérieure et supérieure en suivant le pli de l'aine. Cette plaque est limitée à son bord externe par un rebord saillant; elle est coupée dans le sens de la longueur par plusieurs sillons, dont un médian assez profond.

Tout autour de cette plaque se voient de nombreuses papules discoïdes jaunâtres. L'examen au spéculum est impossible par suite de la douleur.

Adénopathie inguinale gauche très-marquée.

Plaques opalines des amygdales; alopécie, roséole pâle discrète; papules lenticulaires sur l'abdomen.

Traitement. — Proto-iod. d'hydrargyre, 0,05; lotions chlorurées, ouate; poudre d'oxyde de zinc.

24 novembre. Les accidents vulvaires sont secs, mais sur plusieurs points encroûtées.

5 décembre. Grande amélioration. L'énorme traînée du pli génito-crural a changé d'aspect, elle est sèche. Elle offre un aspect terne, les bords sont affaissés.

Le 14. Mieux continu. L'énorme traînée fait à peine saillie au-dessus de la peau; en plusieurs points la cicatrisation est accomplie.

Le 25. Mieux continu.

11 janvier. Cicatrisation complète. La malade sort.

Cette observation est un bel exemple de syphilide papuleuse confluente de la vulve.

III. *Syphilide papulo-hypertrophique.*

La syphilide papulo-hypertrophique n'est, à vrai dire, qu'une simple division de la forme précédente, qui arrive souvent à constituer une forme nouvelle, tout à fait spéciale, par l'importance qu'elle prend comme lésion et par son aspect caractéristique.

Les syphilides papulo-hypertrophiques sont des papules devenues énormes, exubérantes; elles se présentent sous forme de tumeurs volumineuses, de masses végétantes; elles peuvent former des saillies de 1 et même 2 centimètres, et s'étendre en largeur sous forme de véritables plaques: elles prennent alors le nom de plaques papulo-végétantes: ces dernières sont fréquentes à la base des grandes lèvres et surtout au périnée. Ces masses, primitivement papuleuses, sont évidemment formées par les éléments du derme muqueux, considérablement hypertrophiés.

Le plus habituellement ces papules hypertrophiées siégent sur le bord libre des grandes lèvres, dans les plis génito-cruraux, etc. Elles entraînent quelquefois de véritables déformations de la vulve, comme l'indique la planche I.

La cause unique et constante de ces lésions est l'incurie des malades: aussi les rencontre-t-on uniquement dans la basse classe; car tout accident papuleux de la vulve, je ne dirai pas traité, mais simplement entretenu dans un certain état de propreté, n'arrivera jamais à produire des lésions aussi étendues et aussi proéminentes.

De simples papules isolées peuvent subir un développement hypertrophique : elles forment alors de petites saillies, à base assez large, convexes, et peuvent atteindre le volume d'un noyau d'abricot. Cependant, dans la plupart des cas, des papules réunies les unes aux autres, soudées entre elles, se développent et donnent lieu à ces plaques énormes, bourgeonnantes.

Les syphilides papulo-hypertrophiques se présentent sous forme de tubérosités, de tumeurs saillantes, constituées par des masses rouges, bourgeonnantes, dont l'aspect rappelle à la fois celui de la papule et de la végétation. Généralement arrondies, circulaires, elles ont une forme hémisphérique quand elles sont isolées : mais confondues elles constituent de véritables nappes, des plaques qui peuvent atteindre plusieurs centimètres carrés.

Quant au volume, il peut varier depuis celui d'un simple haricot jusqu'à celui d'un véritable champignon : ces dernières formes exubérantes ont été décrites sous le nom de plaques muqueuses *éléphantiasiques*.

En examinant attentivement la surface de ces lésions, on constate tout d'abord une coloration rosée, qui peut prendre, dans ces certains cas, et notamment sous l'influence d'irritations vulvaires, une teinte foncée, violacée. Cette surface est, en général, un peu rugueuse, inégale, mûriforme : on n'y observe cependant pas les sillons ni les productions villeuses qui caractérisent la végétation.

Irritées sous l'influence du frottement, enflammées par les sécrétions vulvaires, ces papules hypertrophiées deviennent érosives et donnent alors lieu à un suintement souvent fort abondant, d'une odeur fétide, nauséeuse, presque caractéristique.

Sur la portion cutanée de la vulve les papules hypertrophiées se recouvrent quelquefois de croûtes ; elles finissent même par s'ulcérer dans certains cas.

Ce développement énorme de papules n'est souvent accompagné d'aucune douleur, et, comme nous l'avons dit, ces accidents n'appellent quelquefois les malades à l'hôpital que lorsqu'il y a obstacle mécanique réel au rapprochement sexuel. Cependant, dans la majorité des cas, ces lésions s'accompagnent de prurit, de douleurs, d'élancements.

Des phénomènes d'irritation périphérique ne tardent pas aussi à se développer; c'est alors qu'on voit toute la vulve et les parties environnantes rougies, se couvrir d'érosions fournissant un suintement fétide ; les petites et les grandes lèvres s'œdématier et prendre une teinte comme érysipélateuse.

Les malades éprouvent alors un sentiment de cuisson extrêmement pénible à la vulve, et même des douleurs très-vives ; la marche devient impossible, et elles n'éprouvent quelque soulagement que lorsqu'elles sont couchées les jambes écartées.

Nous avons vu de ces malades arrivant à Lourcine dans un état pitoyable : c'est à coup sûr le spectacle le plus hideux qui puisse s'imaginer. La vulve, les plis génito-cruraux, le périnée, les aines, la marge de l'anus, couverts de masses énormes, turgescentes, irritées, enflammées, ulcérées même, entourées de portions de peau rouges, couvertes d'érosions s'étendant jusqu'au milieu des cuisses, sont baignés par un pus fétide d'une odeur repoussante.

« On ne comprend guère, comme le disait M. Fournier, comment des êtres humains peuvent en arriver à cet état épouvantable. On comprend moins encore comment le seul fait de l'incurie peut les y conduire. »

Ces lésions hideuses d'aspect, et atteignant quelquefois un volume si prodigieux, ne sont en réalité que très-bénignes et fort simples à guérir, comme nous le verrons au sujet du traitement.

Syphilide papulo-hypertrophique.

Obs. VIII. — H.... (Anne), 19 ans, entrée le 31 mai 1868, salle Saint-Clément, 48.

Enceinte de 7 mois environ, première grossesse.

Début de la maladie remontant à trois mois : roséole, macules. Aucun traitement.

Etat actuel. — Il existe à la vulve, sur la région interfessière, au pourtour de l'anus, sur les plis génito-cruraux, sur les grandes et les petites lèvres, *d'énormes tumeurs*, formées par un tissu végétant, élevé, bourgeonnant. Ces tumeurs (voyez la planche I) se séparent par l'écartement en plusieurs petites tumeurs et dessinent de grands sillons ou rhagades. Il existe de plus, à la vulve, une série de mamelons végétants, discoïdes, durs à leur base ; les masses énormes sont peu douloureuses au toucher et à la pression.

Traitement. — Cautérisation avec le nitrate-acide de mercure, puis badigeonnages avec la teinture d'iode.

Le 18 avril, les plaques tubéreuses étaient considérablement affaissées, mais la malade quitta le service le 28 avril, non guérie.

Papules éléphantiasiques énormes. Incurie. Hypertrophie persistante.

Obs. IX. — A... (Aurélie), 24 ans, entrée le 18 mars 1868, salle Saint-Clément, 49.

Antécédents. — En décembre 1867, elle eut à la vulve plusieurs boutons, pour lesquels elle n'a fait aucun traitement.

Etat actuel. — Toute la grande lèvre gauche est transformée en une énorme tumeur d'aspect blanchâtre *éléphantiasique*. Elle est également dure. Les petites lèvres dures ont le même aspect. Tout autour de la vulve des papules muqueuses très-confluentes.

Sur les cuisses, plusieurs papules très-élevées, discoïdes.

Roséole confluente sur le ventre et les cuisses ainsi que la poitrine. Pléiade inguinale et cervicale.

Traitement : — Proto-iod. d'hydragyre, 0,05. Lotions chlorurées. Bains.

23 mars. Peu d'amélioration.

9 avril. Les masses hypertrophiques restent encore volumineuses et dures. Elles se dessèchent.

Le 16. Presque toute la masse et les papules voisines sont séchées mais encore volumineuses.

Le 20. Amélioration lente; cautérisation des accidents au crayon de nitrate d'argent.

Le 30. Amélioration assez rapide quoique les mamelons présentent encore un certain volume et de la dureté.

10 mai. Les mamelons s'affaissent. Les surfaces sont complétement sèches. Cicatrisation avancée en plusieurs points.

11 juin. Toutes les lésions sont sèches, mais elles sont très-volumineuses et plusieurs offrent une induration considérable. La malade quitte l'hôpital.

Rentrée le 20 juillet. Aucun traitement depuis la sortie. La vulve offre un aspect effroyable et repoussant ; elle est couverte de plaques tubéreuses végétantes, confluentes, qui forment des nappes qui s'étendent depuis la vulve jusqu'au de là de l'anus dans le sillon interfessier. Toutes ces plaques suppurent et répandent une odeur fétide.

Traitement. — Cautérisation avec une solution de nitrate d'argent. Pansements avec la liqueur de Labarraque et de l'oxyde de zinc.

Au mois de septembre il ne reste plus que quelques végétations.

La malade sort guérie au mois d'octobre.

Papules hypertropiques exubérantes. — Incurie.

Obs. X. — L... (Marie), 18 ans, entrée le 15 septembre 1868, salle Saint-Clément, 21.

Antécédents. — Début de la maladie il y a 2 mois par un « bouton » à la petite lèvre. N'a suivi aucun traitement.

Etat actuel. — Œdème des petites lèvres surtout de la gauche qui présente une induration au niveau du point où la malade dit avoir eu son premier bouton.

Sur toute la vulve et autour de l'anus on voit des plaques larges, discoïdes, végétantes surtout à la marge de l'anus où elles sont de plus érosives et sécrétant en abondance un pus crémeux. L'examen du vagin est rendu impossible par suite de la sensibilité des parties génitales externes ; la vulve est baignée de pus.

Adénopathie biinguinale. Plaque ecthymateuse à la jambe. Papule muqueuse érosive du nombril. Papules muqueuses inter-digitales du pied gauche. Plaques opalines des amygdales.

Traitement. — Proto-iod. d'hyd., 0,05. Bains. Lotions chlorurées. Charpie sèche.

21 septembre, statu quo, la malade se panse mal.

Le 28. Pas encore d'amélioration. Incurie persistante de la malade.

8 octobre. Commencement d'amélioration. Plusieurs papules demeurent érosives, encore sécrétantes. La plupart sont sèches.

Le 16. Les papules sont affaissées. Plusieurs entièrement cicatrisées.

Le 26. Cicatrisation complète à la vulve, il demeure quelques petites érosions anales. La malade sort.

Ces deux observations prouvent l'influence de l'incurie des malades sur le développement, la récidive et la persistance des papules hypertrophiques.

Papules hypertrophiques.

Obs. XI. — K... (Lisa), 20 ans, entre le 23 mars 1869, salle Saint-Clément, 53.

Antécédents. — Traitée il y a cinq mois dans cet hôpital *sans mercure* pour des *plaques muqueuses.*

État actuel. — Les accidents actuels ont apparu depuis un mois. La marge de l'anus et les deux grandes lèvres sont occupées par d'énormes *papules hypertrophiques* circonscrites. Quelques-unes, parfaitement discoïdes, ayant déformé la vulve.

Plusieurs autres papules étalées à la face interne des deux cuisses. Sur la cuisse gauche cicatrice brunâtre, trace de l'accident primitif au dire de la malade (?).

Adénopathie bi-inguinale.

Traitement. — Proto-iod. d'hydrarg., 0,05 ; lotions chlorurées ; bains ; charpie ; poudre d'oxyde de zinc.

3 avril. Les papules sont sèches, plusieurs ont commencé à s'affaisser.

Le 6. L'amélioration est très-accusée. La malade sort.

Papules éléphantiasiques.

Obs. XII. — B... (Zoé), 23 ans, entrée le 23 septembre 1868, salle Saint-Clément, n° 31.

Antécédents. — Dit avoir eu des boutons à la vulve il y a deux mois.

État actuel. — Toute la région ano-vulvaire est occupée par d'énormes papules éléphantiasiques, formant une plaque presque continue qui occupe le périnée, les grandes lèvres, l'anus et les plis génito-cruraux. Ces plaques sont jaunâtres à leur surface ; leur base est nettement indurée. Leur surface est très-humide, jaunâtre; on fait une *inoculation* à la cuisse droite avec du liquide sécrété par les plaques.

Papules muqueuses interdigitales; syphilide papuleuse de la peau; papules sèches sur le sein droit; papules saillantes, humides, multiples, sous le sein droit; pléïade inguinale-type.

Traitement.—Trois cuillerées de sirop d'iodure de fer; bains; cautérisation avec une solution de nitrate d'argent.

29 septembre. Inoculation négative. Les papules hypertrophiques se dessèchent et sont affaissées.

Traitement. — Lotions chlorurées; poudre d'oxyde de zinc.

8 octobre. Les papules vulvaires sont complètement affaissées.

Le 24. Les lésions ont totalement disparu. Sortie.

Plaques saillantes, diphthéroïdes. — Incurie: récidive.

Obs. XIII. — C... (Clarisse), 30 ans, entrée le 28 avril 1868, salle Saint-Clément, 5.

Antécédents. — Il y a deux mois elle eut des boutons autour de l'anus. Depuis trois semaines environ ont apparu des boutons à la vulve; pas de traitement méthodique.

Etat actuel. — Sur les deux grandes lèvres, dans toute leur hauteur, existent de nombreuses papules muqueuses discoïdes, très-saillantes, confluentes; la plupart érosives superficiellement, quelques-unes sèches; un grand nombre *sont diphthéroïdes à leur surface.*

Ces papules se continuent avec deux larges plaques en forme de demi-cercle qui occupent tout le pourtour de l'anus; ces plaques de la marge de l'anus sont très-saillantes, végétantes, coupées par des rhagades profondes, dont la plupart rayonnent autour de l'orifice anal comme centre. Ces *plaques* sont *érosives,* suintantes, et *diphthéroïdes* à leur surface.

Adénopathie bi-inguinale type. Quelques papules sèches à la surface interne des cuisses et dans les sillons génito-cruraux.

Adénopathie cervicale multiple, pas d'autres symptômes.

Diagnostic. — Papules muqueuses vulvaires érosives, discoïdes, saillantes et diphthéroïdes.

Traitement. — Lotions chlorurées, ouate; proto-iodure d'hydrargyre, 0,05; poudre d'oxyde de zinc.

Les papules muqueuses diphthéroïdes et saillantes sont cautérisées au crayon de nitrate d'argent.

4 mai. Les papules sont encore saillantes; le nitrate d'ar-

gent ne paraît pas les avoir améliorées; on prescrit de la poudre d'oxyde de zinc.

Le 11. Toutes les plaques sont sèches à part une ou deux. Celles de l'anus sont presque aplaties. Celles des grandes lèvres sont saillantes en forme de mamelon. La malade demande sa sortie.

La malade se présente à la consultation, le 19 mai. L'état des lésions est à peu près le même qu'à la sortie ; plusieurs des cicatrices se sont érodées. Elle n'a fait aucun traitement au dehors de l'hôpital.

IV. *Syphilide ulcéreuse.*

Cette quatrième forme, plus rare que les syphilides papuleuses humides, est néanmoins encore assez commune. Mais elle est surtout très-utile à connaître et à distinguer des autres, parce qu'elle expose à des erreurs de diagnostic très-fréquentes.

Ces lésions ulcéreuses correspondent aux syphilides croûteuses, pustulo-croûteuses, ecthymateuses ou autres de la peau. Nous avons parlé de cette analogie au sujet de l'anatomie pathologique. Sur les muqueuses il se forme une ulcération croûteuse parce que les croûtes, en voie de formation, sont constamment dissoutes, balayées par les sécrétions muqueuses. L'ulcération seule persiste, et son fond se trouve continuellement baigné par les liquides vulvaires.

Il est étonnant que ces lésions curieuses et relativement fréquentes, comme on pourra le voir par les observations qui vont suivre, aient été tellement négligées par les pathologistes qui les ont confondues, comme les autres, sous le terme si vague de plaque muqueuse. Et il est évident cependant qu'il existe une différence considérable entre une papule saillante et une ulcération.

La syphilide ulcéreuse est formée par une véritable perte de substances du derme muqueux.

C'est par cette *destruction* véritable du derme que ces lésions se distinguent des simples érosions syphilitiques et qu'elles méritent une place à part; un autre caractère qui justifie leur séparation se tire de leur *durée* et de leur résistance au traitement.

La syphilide ulcéreuse peut se rencontrer sur toutes les muqueuses de la vulve : on ne l'observe pas sur la face cutanée des grandes lèvres, car là elle se présente sous forme d'une syphilide croûteuse ou ecthymateuse; elle siége le plus habituellement sur le bord libre des grandes lèvres qu'elle entame et détruit de manière à lui donner un aspect anfractueux, bosselé. On l'observe également assez souvent à la fourchette et à l'entrée même du vagin.

Nous donnons en abrégé une observation d'un fait où un syphilide ulcéreuse très-persistante occupait le méat de l'urèthre. (Obs. XIV).

La syphilide ulcéreuse se présente sous deux variétés distinctes à la vulve: tantôt elle est limitée, de peu d'étendue, et se caractérise par des ulcérations à bords irréguliers, quelquefois comme étoilées, dont l'étendue est variable; tantôt elle est très-étendue, et occupe alors tout le bord d'une grande lèvre ou la face interne d'un de ses replis, ou bien une petite lèvre tout entière. Dans certains cas, plusieurs de ces organes se trouvent atteints à la fois.

Il serait fort embarrassant de donner une description spéciale de la syphilide ulcéreuse et de lui assigner des caractères invariables. En effet, rien, ni dans la forme, ni dans la profondeur, ni dans l'état du fond ou de la base, ni dans la coloration, ne présente quelque caractère bien net et bien tranché. Tantôt très-creuses, elles sont d'autres fois simplement déprimées ; leur fond peut être jaunâtre ou bien rouge, granuleux, etc.

Souvent ces ulcérations vulvaires tardives sont très-superficielles, entamant à peine le derme muqueux et ne sécrétant presque pas de pus ; elles ont alors une forme irrégulière, non arrondie et un fond rouge, uni. Certaines de ces ulcérations superficielles peu étendues, semblent très-insignifiantes et devoir disparaître très-promptement. Mais elles trompent à ce sujet l'attente du médecin en résistant pendant des semaines et des mois à tous les moyens de traitement. Nous donnons un ou deux cas de ce genre parmi nos observations.

Nous disions tout à l'heure en parlant de la syphilide papulo-hypertrophique et des autres syphilides vulvaires, que c'étaient là des lésions essentiellement bénignes. On ne saurait répéter la même chose pour la syphilide ulcéreuse ; celle-ci constitue au contraire une lésion assez persistante, qui exige un traitement prolongé et qui ne saurait guérir qu'à ce prix.

Au point de vue du pronostic, nous pouvons dire que la durée de l'accident dont nous nous occupons est toujours beaucoup plus considérable que celle des accidents plus précoces que nous avons déjà décrits.

Syphilide ulcéreuse de l'urèthre. — Résistance au traitement.

Obs. XIV. — (Emilie), 19 ans. Salle Clément, 6; entrée le 16 mars 1868.

Antécédents. — Commença il y a deux mois à présenter des «boutons» à la vulve. Pas de maladie vénérienne antérieure (?)

Accoucha il y a huit jours au septième mois de sa grossesse, d'un enfant mort qui avait cessé de remuer depuis trois semaines.

Aucun traitement antérieur à son entrée.

Etat actuel, 17 mars. — Plaques muqueuses vulvaires. Syphilide érythémateuse générale, etc., etc.

En somme, accidents secondaires nombreux. Pour abréger disons simplement que cette malade suit un traitement méthodique et sort en bon état, le 11 mai.

Rentrée, 21 juillet. — Elle n'a suivi aucun traitement depuis sa sortie contrairement aux recommandations qui lui avaient été faites.

Elle présente les lésions suivantes, qui existent depuis huit jours : six ulcérations groupées autour de l'entrée du vagin sur les surfaces muqueuses; l'une d'elles occupe *le méat de l'urèthre.* Elles sont toutes creuses, irrégulières, à fond jaunâtre, sécrétant un pus assez abondant. Celle du méat est un peu indurée.

Adénopathie inguinale volumineuse et un peu douloureuse.

Diagnostic. — *Syphilide ulcéreuse.* Cependant on pratique l'inoculation du pus des ulcérations.

Traitement.— Lotions chlorurées; proto-iodure hydr., 0,05; bains, etc.

24 juillet. Inoculation négative.

Le 30. Commencement de réparation, sauf pour l'ulcération du méat.

6 août. Etat stationnaire.

Le 13. Même état.

Le 20. Persistance des érosions péri-uréthrales.

10 septembre. *Statu quo*, malgré un traitement énergique et persévérant, consistant en cautérisations fréquentes avec le nitrate d'argent et en badigeonnages à la teinture d'iode.

Le 28. L'urèthre est rouge et érosif. Nous sommes étonnés de la persistance de cette petite plaie.

1er octobre. La petite plaie persiste ; elle est simplement érosive.

Le 5. La cicatrisation est presque faite ; exeat.

Nous avons ici un type de syphilide ulcéreuse, remarquable par ce fait qu'une des ulcérations occupait le méat de l'urèthre. Dans ce cas également les lésions ont résisté pendant fort longtemps aux traitements les plus énergiques et la malade est sortie du service à peine guérie au bout de sept mois. Ajoutons cependant qu'on pourrait invoquer ici l'action de l'urine comme cause adjuvante de la résistance au traitement.

Cas très-curieux de syphilide ulcéreuse simulant des chancres mous.

Obs. XV. — D.... (Marie), 20 ans, entrée le 17 mars, salle Saint-Clément, n° 18.

Antécédents. — Pas de renseignements sur l'accident initial. Elle a eu des « *boutons* » à la vulve il y a 3 semaines. Pas de traitement méthodique

Etat actuel. — La grande lèvre gauche est considérablement tuméfiée, elle a le volume d'un segment d'une très-grosse orange : sa surface est bosselée et ulcérée, d'une coloration jaunâtre en quelques points, rosée en d'autres. Elle a une consistance très-dure et se déplace en masse quand on la palpe.

Sur les deux grandes lèvres on voit *de nombreuses papules plates*, saillantes et sèches sur leur face externe, superficielles, rouges et érosives sur leur face interne. Ces papules muqueuses se continuent sur les petites lèvres à l'entrée du vagin.

Dans le sillon génito-crural droit et autour de l'anus existent plusieurs petites érosions *creuses*, à bords saillants, qui ont l'aspect de chancres simples.

Sur la fesse gauche, au-dessous de la grande lèvre gauche, à l'endroit que la malade signale comme ayant été le siége du premier « bouton », on trouve une large surface rouge, granulée, sèche, reposant sur un *gros noyau d'induration*. Cette surface paraît être une cicatrice.

Adénopathie biinguinale très-marquée. Macules brunâtres sur les cuisses.

Eruption erythémateuse du tronc.

20 mai. Inoculation à la cuisse droite avec le pus d'une des ulcérations chancriformes de la fesse.

Traitement. — Proto-iodure d'hyd., 0,05 ; bains, lotions chlorurées. Cautérisation avec la solution de nitrate d'argent.

Le 23. Inoculation négative. Amélioration des accidents.

Le 25. L'énorme papule de la grande lèvre gauche est sèche. Statu quo pour la syphilide.

Le 30. La large surface de la grande lèvre gauche transformée en plaque muqueuse est rugueuse, sèche et rosée.

13 avril. L'amélioration continue.

Le 25. La malade sort. Il reste simplement une coloration rosée de la grande lèvre.

Rentrée à l'hôpital le 16 juin.

Elle n'a fait aucun traitement depuis sa sortie.

Etat actuel. — La grande lèvre gauche est énorme et toute sa face interne est sillonnée d'ulcérations assez creuses (d'un millimètre à un millimètre et demi), à fond complétement jaune, à bords saillants et capricieusement ondulés en cercles et demi-cercles, etc., etc.

Au-dessus de la grande lèvre, ulcération presque circulaire de même nature.

A la marge de l'anus, à gauche, ulcération de même nature assez large, de fond rose-jambon, creuse d'un demi-millimètre.

La marge de l'anus présente de plus une série *d'ulcérations circulaires* très-variables en étendue, d'un pois à une tête d'épingle, creuses d'un demi-millimètre peut-être, quelques-unes cependant plus superficielles, à fond couleur jambon et d'un aspect qui rappelle le chancre simple à part toutefois l'apparence du fond.

Il existe en outre plusieurs autres ulcérations irrégulières assez creuses à fond jaunâtre et tout à fait semblables à des chancres simples.

Diagnostic. — Syphilide ulcéreuse vulvaire et anale, ondulée d'une façon curieuse à la vulve.

Inoculation avec le pus des ulcérations de la grande lèvre gauche.

Roséole. Papules muqueuses de la commissure des lèvres, etc.

Traitement : Sirop de Gibert deux cuillerées. Lotions chlorurées. Bains. Poudre d'oxyde de zinc.

18 juin. L'inoculation est négative. Réparation commençante.

Le 27. Il ne reste à la vulve que l'épaississement de la grande lèvre.

10 juillet. Quelques érosions vulvaires très-superficielles.

1er août. Cicatrisation complète. La malade quitte l'hôpital.

La malade rentre pour la troisième fois le 11 novembre.

De nouveaux accidents ont apparu depuis trois semaines.

La marge de l'anus est couverte de plaies ; la plupart ont l'aspect *typique du chancre simple ;* mais quelques-unes en même temps ulcéreuses présentent à leur voisinage des *élevures granuleuses* semblables à une syphilide végétante. Bubon gauche inflammatoire.

Diagnostic : Chancres simples et syphilide à développement papillaire. De plus, à l'anus même, plusieurs papules larges, ulcéreuses, entourées de bourrelets durs et saillants.

Traitement. — Une cautérisation avec la solution de nitrate d'argent.

Inoculation avec du pus des surfaces granuleuses.

12 novembre. L'inoculation paraît certainement avoir réussi. On voit une petite vésicule entourée d'une aréole érythémateuse. Bubon ouvert dans le bain.

Le 13. L'aréole de l'inoculation a diminué. La petite vésicule est crevée et laisse à sa place une *érosion entaillée.*

Les ulcérations de l'anus paraissent mieux.

Le 20. L'inoculation a été pansée au diachylon ; aujourd'hui on ne trouve qu'un bouton croûteux sans signification.

Les plaies anales se réparent.

Le 24. L'inoculation est fermée. Nous avons eu affaire à une fausse pustule qui avait ceci de remarquable, qu'elle avait été *entaillée* comme un *chancre simple.*

Le 28. Les ulcérations anales sont entièrement sèches et entrent en réparation. Elles sont traitées avec une solution de nitrate d'argent au 30e.

8 décembre. La réparation se maintient.

Le 21. Quelques légères érosions anales. La malade veut sortir.

Syphilide ulcéreuse simulant des chancres indurés.

Obs. XVI. — C.... (Lucie), 19 ans, entrée le 26 mai 1868, salle Saint-Clément, n° 43.

Antécédents. — Il y a quatre mois elle eut des boutons à la vulve qui furent suivis, trois semaines après, dit-elle, d'autres boutons, de taches rougeâtres à la figure et sur les cuisses. Elle n'a suivi aucun traitement méthodique.

Etat actuel. — Les grandes lèvres ont leur dimension normale, les petites lèvres paraissent tuméfiées.

La grande lèvre gauche présente à sa partie supérieure une *papule* allongée verticalement, longue de 2 centimètres 1/2, large de 1 centimètre, faisant une saillie considérable; sa surface est érosive, suintante et, chose remarquable, manifestement *parcheminée.*

A la partie supérieure de la grande lèvre droite se trouve une *papule* plate, érosive, lenticulaire, molle. Plus bas, un groupe de *papules* confluentes et se continuant avec des papules de la fourchette et de la petite lèvre droite.

Toutes ces lésions constituent une grande plaque saillante, érosive, assez creuse en quelques points, à bord nettement limité en dehors sur la grande lèvre, mais moins saillant en dedans sur la face muqueuse. Cette plaque est d'une coloration blanchâtre, lardacée, et suinte abondamment. De plus elle est le siége d'une *induration* tout à fait *chancreuse.*

Sur le bord libre de la petite lèvre gauche existe une plaque saillante, lisse, rosée, presque sèche, large comme une pièce de 4 sous, parcheminée, mais moins dure cependant que les autres plaques.

Tout autour de l'entrée du vagin se trouvent de nombreuses saillies mamelonnées formées par de petites végétations rosées ou blanchâtres paraissant s'être développées récemment sur des érosions secondaires.

Sur la marge de l'anus, les fesses et le sillon génito-crural une dizaine de papules lenticulaires, presque sèches.

Adénopathie biinguinale, assez nette.

Papules muqueuses amygdaliennes.

Diagnostic : Syphilide ulcéreuse vulvaire, chancriforme.

Inoculation avec le pus de la plaque de la grande lèvre droite.

Traitement. — Une cuillerée de sirop de Gibert. Lotions chlorurées. Poudre d'oxyde de zinc. Charpie.

5 juin. Les plaies se réparent et conservent toutes une induration cartilagineuse.

Le 13. L'inoculation est négative. Toutes les plaies sont cicatrisées et la plupart très-dures.

Le 26. Guérison. La malade demeure à l'hôpital jusqu'au 14 juillet pour ses végétations.

Syphilide ulcéreuse chancriforme.

Obs. XVII. — M.... (Louise), 16 ans, entrée le 8 septembre 1868, salle Saint-Clément, n° 5.

Renseignements incomplets. Dit avoir eu un « bouton » à la vulve il y a deux mois. La syphilide du corps daterait de quinze jours ; la malade n'a pas suivi de traitement.

Etat actuel. — Gonflement considérable des grandes et des petites lèvres qui sont recouvertes d'ulcérations secondaires multiples. La petite lèvre droite est très-indurée. Dans les plis génito-cruraux deux ulcérations larges comme une pièce de dix sous, très-creuses. Ces ulcérations ont toutes un aspect chancriforme. Inoculation.

Ulcérations périnéales de même aspect que les précédentes.

Diagnostic : Syphilide *ulcéreuse* chancriforme.

Psoriasis palmaire. Syphilide papuleuse et papulo-squameuse du corps. Pléiade inguinale.

Traitement : Une pilule de proto-iodure d'hydrargyre de 0,05. Lotions chlorurées : ouate, etc.

10 septembre. Inoculation négative. Ulcérations déjà modifiées. Sous le sein, large érosion assez semblable aux ulcérations vulvaires. C'est une papule excoriée.

Le 14. Tuméfaction considérable des grandes lèvres. Quelques-unes des ulcérations demeurent chancriformes.

Le 17. Ulcérations vulvaires presque cicatrisées. Les ulcérations anales sont stationnaires.

Le 24. Cicatrisation complète.

Syphilide vulvaire papulo-ulcéreuse. — Ecthyma vulvaire.

Obs. XVIII. — J... (Stéphanie), 16 ans, entrée le 20 novembre 1868, salle Saint-Clément, n° 32.

Antécédents. — Dit avoir eu des « boutons » à la vulve il y a six mois. Grossesse depuis la même époque. Chute des cheveux depuis trois mois.

Etat actuel. — Sur toute la région vulvo-anale existent de très-nombreuses lésions ulcéreuses. Sur les grandes lèvres et de chaque côté de la fourchette, deux plaques circulaires, discoïdes, saillantes de 2 à 3 millim., larges en moyenne comme des lentilles ou des haricots, nettement limitées par un bord saillant. Ces lésions diffèrent des plaques muqueuses discoïdes banales en ce que leur centre est déprimé, ombiliqué pour ainsi dire, par suite de l'existence d'une ulcération centrale assez creuse, à fond rosé ou rouge, tapissée d'une sécrétion grisâtre; quelques-unes des papules n'offrent pas d'ulcération.

A la marge de l'anus les lésions très-confluentes changent un peu d'aspect; l'état ulcéreux prédomine sur l'état papuleux, de sorte que les papules peu saillantes semblent avoir été rongées par l'ulcération quelles supportent. Ces lésions sécrètent rapidement une sérosité limpide. Elles ne ressemblent pas à des chancres simples quoique creuses. Aucune des lésions ne présente d'induration à la base; pas d'adénopathie.

Diagnostic. — *Syphilide vulvaire* papulo-ulcéreuse. *Ecthyma vulvaire.*

Traitement. — Cautérisation avec une solution de nitrate d'argent, lotions chlorurées, etc.

L'inoculation faite avec du pus des ulcérations a fourni un résultat négatif.

1er décembre. Les accidents se réparent lentement.

Le 8. Tout est sec à la vulve.

Le 18. Sortie.

Syphilide vulvaire ecthymatiforme.

Obs. XIX. — C... (Pauline), 26 ans, entrée le 18 mars 1868, salle Saint-Clément, n° 23.

Antécédents. — Renseignements imparfaits. Grossesse de sept mois.

Etat actuel. — Macules syphilitiques sur le corps datant de plusieurs mois. OEdème considérable, mollasse de la grande lèvre gauche ; à la face externe de celle-ci, érosions recouvertes d'une croûte jaunâtre, sorte d'ecthyma plat; à la surface interne de cette grande lèvre, ulcération allongée semblable comme forme à *l'ecthyma extérieur*. Cette ulcération, d'un côté, et l'ecthyma de l'autre, paraissent dus à la même lésion. Syphilide squameuse généralisée; érosions amygdaliennes, etc., etc.

Traitement. — Proto-iodure d'hydargyre, 0,05; lotions chlorurées, charpie.

23 mars. Statu quo, suppression du proto-iod. d'hyd. à cause de colique et de diarrhée.

Le 30. Amélioration très-appréciable.

8 avril. Commencement de cicatrisation des érosions vulvaires.

Le 13. Vulve saine. La malade passe à la salle d'accouchement.

Syphilide ulcéreuse de la vulve. — Syphilide ecthymateuse cutanée.

Obs. XX. — G.... (Eugénie), entrée le 15 septembre 1868, salle Saint-Jean, n° 2.

Dit avoir eu des « boutons » à la vulve il y a un an. N'a pas suivi de traitement ; grossesse de 6 mois.

Etat actuel. — Sur la grande lèvre droite petit bouton comme ecthymateux constitué par une petite pustule aplatie. Deux érosions grandes comme une tête d'épingle un peu creuses, déprimées, presque cicatrisées.

Sur la grande lèvre gauche deux ulcérations superficielles, un peu irrégulières, de moyenne étendue, sans induration.

Au sein 3 ou 4 petites croûtes ecthymateuses. Tous ces accidents datent de 15 jours. Sur la cuisse et dans le pli génito-crural, trois cicatrices récentes d'accidents semblables.

Sur le corps une vingtaine de papules lenticulaires squameuses, quelques-unes légèrement encroûtées.

Diagnostic. — Syphilide papulo-squameuse encroûtée comme de l'ecthyma plat sur quelques points. Les érosions vulvaires ne seraient que le pendant de celles du corps.

Traitement. — Lotions chlorurées, charpie, poudre d'oxyde de zinc.

21 septembre. — Grande amélioration qui se continue les jours suivants. Guérison le 6 octobre.

Syphilide vulvaire ecthymateuse.

Obs. XXI. — R.... (Adèle), 26 ans, entrée le 21 janvier 1868, salle Saint-Jean, n° 11.

Antécédents. — Déjà traitée il y a deux ans pour des accidents syphilitiques. Un écoulement il y a un an. Il y a 15 jours elle s'aperçut qu'elle avait des « boutons » à la vulve.

Etat actuel. — Les grandes lèvres tuméfiées présentent une série de végétations. A la face interne de la grande lèvre gauche on trouve de petites élevures légèrement exulcérées à leur centre; quelques-unes sont sèches.

Sur la grande lèvre droite existent des élevures semblables; de plus on distingue là trois ulcérations : la supérieure, de la largeur d'une lentille, légèrement ulcéreuse, à fond jaunâtre; les deux autres inférieures, un peu plus grandes, plates, offrant toutes à leur base une rémittence non significative.

A l'anus, sur un mamelon proéminent, on aperçoit une ulcération de la largeur d'une pièce de vingt centimes, de caractère également indéterminé. Sur un autre mamelon trois ulcérations semblables sans caractère.

Plusieurs ganglions durs, indolents dans les deux aines.

Diagnostic. — Syphilide ecthymateuse de la région vulvo-anale.

Inoculation avec le pus d'une des ulcérations de la vulve.

Traitement : proto-iodure d'hydrargyre, 0,05. Lotions chlorurées, bains, charpie.

3 février. L'inoculation est négative. Tous les boutons sont cicatrisés; il ne reste qu'une série de petites ulcérations sur les grandes lèvres et à l'entrée du vagin.

Le 5. Sauf une ulcération de la marge de l'anus il ne reste que des végétations qui sont excisées.

Le 17. Sortie; il ne demeure qu'une érosion légère à l'anus.

Syphilide ulcéreuse type avec œdème vulvaire.

Obs. XXII. — D.... (Rosalie), 22 ans, entrée le 28 janvier 1868, salle Saint-Jean, n° 4.

Antécédents. — Il y a deux ou trois mois elle a eu des boutons à la vulve qui ont été suivis d'excoriations étendues.

Pas de traitement antérieur méthodique.

Etat actuel. — Les deux grandes lèvres offrent la forme de deux bourrelets gros comme une *orange*, demi-dures au toucher, empâtées, sans cependant conserver l'empreinte des doigts à la pression.

La malade dit que ce gonflement date de 8 mois. Les grandes lèvres sont recouvertes de croûtes irrégulières, brunes, jaunâtres, d'aspect impétigineux ou eczémateux. Comme caractère spécial il faut noter leur disposition en cercles ou demi-cercles.

Dans le pli génito-crural droit, au-dessus de la grande lèvre, existe un demi-cercle parfaitement caractérisé, constitué par de petites croûtes jaunâtres.

Quand on écarte les grandes lèvres on trouve à la fourchette une petite ulcération sans caractère spécial (elle est cautérisée).

Pléiade inguinale; rien sur le corps.

Traitement. — Proto-iodure d'hydrargyre 0,05, poudre d'amidon, teinture d'iode sur les deux lésions inférieures en demi-cercle, et les grandes lèvres.

5 février. Diminution très-appréciable de l'œdème des grandes lèvres.

Le 17. Les grandes lèvres sont débarrassées de toute croûte, mais elles sont encore volumineuses, épaisses, et donnent au doigt une dureté qui n'est nullement celle de l'œdème. — Trait : badigeonnag , teinture d'iod.

Le 24. L'ulcération de la fourchette persiste. L'œdème continue à diminuer, cependant la tuméfaction est encore considérable.

Le 28. L'ulcération de la fourchette est en réparation. Diminution considérable de l'œdème. Eruption acnéiforme sur les fesses.

Le 2 mars. L'ulcération de la fourchette est presque entièrement cicatrisée. L'œdème des grandes lèvres n'est pas entièrement disparu.

La malade demande sa sortie.

Rentrée à l'hôpital le 15 novembre 1868.

N'a fait aucun traitement depuis sa sortie.

Etat actuel. — Sur les grandes lèvres plusieurs papules muqueuses. A la fourchette une ulcération un peu *creuse*, qui rappelle beaucoup l'aspect du chancre mou. Nous nous demandons si cette ulcération n'emprunte pas cet aspect chancriforme au tissu de cicatrice sur lequel elle repose.

Traitement. — Proto-iodure d'hyd., 0,05. Bains, teinture d'iode.

Le 17. La réparation de l'ulcération nous semble lente.

Le 21. La réparation a marché rapidement.

Le 23. Réparation complète. Sortie.

Je viens de décrire les quatre principales formes, les quatre principaux types, parmi lesquels peuvent se ranger les variétés si nombreuses de syphilides vulvaires. Mais ce serait une erreur que de croire que ces types se trouvent toujours et chez chaque malade, bien séparés, tranchés, et qu'ils offrent la netteté dont je viens de parler. Ces formes peuvent en effet s'altérer, se modifier sous l'influence de conditions très-multiples, telles que traitement, cautérisation, etc.

Et tout d'abord, ces types ne s'excluent pas les uns les autres, car ils ne sont que des dérivés les uns des autres, et ils sont liés entre eux par les phases mêmes de leur développement. Aussi les voit-on se combiner, s'associer, se confondre même chez la même malade.

Il est fréquent de rencontrer simultanément la syphilide érosive avec des papules, la syphilide papuleuse avec la syphilide hypertrophique, cette dernière avec la syphilide ulcéreuse ; et chez la même malade peuvent coexister des syphilides cutanées de nature diverse. On peut donc dire que la polymorphie des accidents vulvaires est presque aussi marquée que celle des accidents cutanés.

Mais ce n'est pas tout : en étudiant chaque type en particulier, il est facile de se convaincre qu'il peut présenter des *sous-variétés* nombreuses de *forme et d'aspect*. Nous allons passer en revue quelques-unes des plus importantes.

Commençons par les syphilides érosives : au lieu de se présenter sous forme de petites érosions isolées, irrégulièrement disposées, elles se réunissent quelquefois de manière à constituer des demi-anneaux, des arcs. C'est là la *syphilide érosive cerclée*, hémicerclée. (Planche II, B).

Le type des syphilides papuleuses offre desvariétés bien plus nombreuses encore. La papule au lieu d'être formée par un petit plateau légèrement saillant, convexe, est au contraire déprimée à son centre, ombiliquée : on lui a donné le nom de papule *caliciforme*.

D'autres fois, au lieu d'être simplement érosive à sa surface, la papule s'ulcère à son centre : c'est la forme *papulo-ulcéreuse*.

Au lieu d'être rouge, rosée, la papule peut se revêtir d'un enduit opalin, grisâtre ; elle porte alors le nom de *plaque opaline*. Quand cet enduit devient plus épais, plus résistant, il ressemble à une fausse membrane dont la teinte blanchâtre a été comparée aux lésions diphthéritiques ; quelquefois cette teinte blanche est très-accusée, la papule brillante ;

M. Fournier lui donne alors le nom de *papule porcelanique*. (Obs. XXIV).

D'autres fois, enfin, les lésions vulvaires se revêtent de croûtes formées par des produits de sécrétions concrétées, qui donnent aux syphilides les caractères de l'ecthyma, de l'eczéma, de l'impétigo, suivant la coloration et l'aspect de la croûte.

La syphilide ulcéreuse peut aussi se présenter sous l'aspect *diphthéroïde* croûteux. Souvent aussi elle offre une forme cerclée, demi-cerclée, annulaire, semi-annulaire. Ces configurations cerclées, ou dérivant de la forme cerclée, sont spéciales à la syphilis, on peut même ajouter qu'elles en sont presque pathognomoniques.

COMPLICATIONS.

Certaines conditions peuvent modifier la forme et la physionomie des accidents que nous venons d'étudier : ce sont les complications qu'elles provoquent autour d'elles.

Il est vrai de dire qu'en général les lésions vulvaires se produisent isolément, pour ainsi dire « à froid », et en laissant complétement indifférents les tissus sur lesquels elles reposent. Il est fréquent de rencontrer des malades qui portent sur les grandes lèvres des accidents secondaires multiples, sans qu'il y ait pour cela ni douleur, ni prurit, ni aucun phénomène morbide ; ces lésions sont, en un mot, d'une indolence absolue. Cette condition les rend d'autant plus graves, au point de vue de la contagion, en n'apportant aucune entrave aux rapports sexuels.

Mais, fort souvent aussi, ces lésions provoquent autour d'elles des excitations locales multiples, entretenues par les conditions dont nous avons parlé, au sujet de l'étiologie des accidents secondaires.

Nous citerons tout d'abord l'*érythème* simple de voisinage, qui tantôt se limite au pourtour des lésions vulvaires, tantôt s'étend de manière à produire un véritable intertrigo qui se répand sur les parties voisines et peut envahir les plis génito-cruraux, les cuisses, les aines. Toutes ces parties enflammées, baignées par les sécrétions fournies par les lésions vulvaires, peuvent finir par s'éroder, s'exulcérer même ; l'épithélium macéré, s'exfolie, se détruit, et le pourtour de la vulve se présente alors sous forme d'une vaste nappe d'un rouge uniforme.

Cet *intertrigo* se limite le plus souvent aux surfaces d'affrontement des parties en contact, les unes avec les autres. On voit alors ces surfaces érythémateuses, souvent érosives dans une large étendue, être limitées par un bord net : c'est dans l'aire de ces surfaces que se trouve le siége de prédilection des manifestations secondaires ayant le caractère des syphilides des muqueuses.

Quand ces accidents inflammatoires siégent sur la face interne des grandes lèvres, ils constituent une *vulvite* qui est généralement partielle, érythémateuse, souvent érosive, et vient s'ajouter aux syphilides qui occupent déjà la vulve.

Souvent encore le tissu cellulaire sous-muqueux ou sous-cutané prend part à l'inflammation superficielle ; il se produit alors de petits phlegmons circonscrits qui arrivent à suppurer et qui forment de véritables abcès tubéreux. Ces petits abcès circonscrits aux grandes lèvres sont extrêmement fréquents.

On rencontre également très-souvent des abcès plus considérables de la grande lèvre et des abcès de la glande vulvo-vaginale. Ces abcès, le pus étant évacué, peuvent rester pendant assez longtemps à l'état fistuleux.

Mais il est un accident beaucoup plus fréquent encore : nous voulons parler de l'œdème des parties sur lesquelles reposent ces lésions. Cet œdème est fréquent au niveau des grandes et des petites lèvres : les grandes lèvres, souvent énormément œdématiées, conservent l'empreinte du doigt : cet *œdème mou* disparaît très-rapidement sous l'influence d'un traitement approprié, et doit être distingué de l'*œdème* dur des grandes lèvres, dont nous parlerons tout à l'heure, et qui se différencie du précédent par sa persistance, lorsque les lésions qui l'ont provoqué ont déjà disparu. (Obs. XXII).

Ce sont généralement des *lymphangites* qui donnent lieu à ces tuméfactions extrêmement dures des grandes ou des petites lèvres. Ce qu'il y a de remarquable, c'est que cet accident n'est accompagné d'aucun changement de coloration des téguments. Au palper, les parties tuméfiées présentent une dureté tout à fait spéciale, élastique, rappelant la consistance du caoutchouc. Cette forme se rencontre très-souvent aux grandes lèvres.

D'autres fois la lymphangite se montre avec un caractère subaigu, et la tuméfaction est alors accompagnée d'une rougeur en nappe.

Les ganglions lymphatiques eux-mêmes peuvent être atteints au milieu de tous ces phénomènes. On a trop dit que le chancre seul retentissait sur les ganglions lymphatiques : bien d'autres lésions syphilitiques peuvent les affecter. N'avons-nous pas les syphilides cutanées du cuir chevelu, qui produisent des engorgements des ganglions cervicaux; des syphilides de la bouche qui entraînent des engorgements des ganglions sous-maxillaires ? Il en est identiquement de même des syphilides vulvaires qui peuvent produire, elles aussi, des adénopathies des ganglions inguinaux.

Sous l'influence des syphilides muqueuses vulvaires et des accidents multiples dont nous venons de parler, on voit quelquefois se produire des déformations extrêmement curieuses et vraiment inattendues de la vulve. Ces déformations portent principalement sur les lèvres.

Les petites lèvres peuvent ainsi s'épaissir, s'indurer, atteindre un volume énorme. Nous citons à la fin de ce travail l'observation d'une femme dont la petite lèvre gauche était devenue énorme : elle avait un aspect piriforme, et était si volumineuse que non-seulement elle cachait l'orifice vulvaire, mais l'ensemble même de la vulve (Planche III).

Les grandes lèvres se déforment aussi fréquemment; quand elles sont toutes deux très-volumineuses, elles s'aplatissent réciproquement et forment pour ainsi dire deux énormes quartiers d'orange appliqués l'un contre l'autre par leur face plane.

Quelquefois une seule lèvre se tuméfie. Ces déformations qui deviennent dans certains cas presque monstrueuses, sont remarquables par leur persistance, qui n'est cependant jamais définitive.

On rencontre quelquefois, à la suite des accidents vulvaires, une lésion assez curieuse, constituée par de petits mamelons rosés, gros généralement comme la moitié d'un pois et très-durs, qui siégent sur les grandes lèvres ; ils sont isolés ou confluents; dans ce dernier cas ils se réunissent pour former des masses plus volumineuses. Quand on examine ces mamelons de près, on voit qu'ils portent presque tous à leur sommet un poil. Reste à savoir si cette lésion a un caractère spécifique ? Il est plus que probable que toutes les causes qui entretiennent l'irritation de la vulve sont capables, à la longue, d'entraîner à leur suite une pareille hypertrophie.

Il est enfin une autre complication fort importante, qui est cause de difficultés diagnostiques insurmontables, je veux parler de la réunion sur une même région de deux affections à virus distinct, la syphilis et le chancre simple. Lorsque la vulve, affectée d'érosions secondaires, subit le contact des sécrétions du chancre simple, la contagion est facilitée par la multiplicité des surfaces érosives. Dans ce cas, chaque syphilide est convertie en un chancre simple plus ou moins creux, et la région, ainsi affectée, offre un mélange d'accidents qui déroutent d'autant plus facilement le diagnostic que bon nombre de lésions syphilitiques peuvent, par elles-mêmes, revêtir un aspect chancriforme.

Il est un caractère du chancre simple qui, à la vulve surtout, permet souvent d'arriver au diagnostic dans les cas difficiles sans qu'il soit absolument nécessaire de recourir à l'inoculation au moyen de la lancette : je veux parler de cette auto-inoculation qui se fait spontanément autour des ulcérations premières ; on voit alors se former, au voisinage des chancres simples, en nombre parfois très-considérable, de petites saillies lenticulaires, situées souvent à la base des poils. Celles-ci s'érodent rapidement à leur sommet ; cette érosion, qui les surmonte, se creuse de plus en plus tout en s'étendant en largeur, de manière à constituer de nombreuses petites ulcérations cratériformes qui sont tout à fait pathognomoniques du chancre simple. Ces petites ulcérations groupées devant l'entrée du vagin ou de l'anus sont tellement caractéristiques, qu'elles permettent quelquefois de diagnostiquer le chancre caché avant même qu'on l'ait découvert en écartant les parties.

Naturellement ces accidents peuvent amener à leur suite le bubon chancreux suppuré.

Sclérème de la petite lèvre gauche. Ecthyma vulvaire.

Obs. XXIII. — M... (Marie), 28 ans. Entrée le 15 janvier 1869, salle Saint-Clément, 31.

Antécédents. — Traitée il y a deux ans et demi dans le service de M. Panas, pour un chancre infectant. Depuis cette époque, elle a eu des éruptions multiples.

Etat actuel. — Sclérème considérable de la petite lèvre gauche, qui forme en avant de la vulve une tumeur bilobée, piriforme, molle au toucher, complétement indolente, et qui gêne seulement la malade pendant la marche. Au niveau de ces tumeurs on observe plusieurs pustules d'*ecthyma spécifique* desséchées et deux cicatrices rosées. Sur la face antérieure de la lèvre gauche, des *érosions* légères, sans caractère spécial. (Voyez la planche III).

Sur les lombes et les fesses, des papules encroûtées et des *syphilides ecthymateuses.*

Sur le cou, les jambes, les cuisses, le flanc, des groupes d'ecthyma plat.

Traitement. — Proto-iodure d'hydrargyre, 0,05. Bains de vapeurs. Sparadrap de Vigo.

Le 19. Les croûtes qui occupaient la grande lèvre gauche ont disparu.

Le 22. La petite lèvre gauche n'offre plus aucune plaie, mais elle est toujours très-volumineuse et présente une induration mollasse. On commence des badigeonnages journaliers avec la teinture d'iodure.

Le 26. La petite lèvre gauche paraît avoir diminué de volume.

6 février. Plus de traces des lésions vulvaires. La petite lèvre demeure toujours volumineuse.

1er mars. La petite lèvre qui avait notablement diminué de grosseur est redevenue volumineuse, pâteuse.

Le 12. L'œdème de la lèvre continue.

Le 26. L'œdème est plus flasque et a diminué.

Le 30. La malade quitte l'hôpital ; son état est considérablement amélioré.

Cette observation est un exemple frappant de déformation de la vulve ; les téguments de la petite lèvre gauche énormément tuméfiée avaient pris les caractères de la peau ; aussi les lésions situées à ce niveau étaient-elles représentées par de l'ecthyma et non par une syphilide ulcéreuse.

Syphilide papuleuse.

Obs. XXIV. — D... (Marie), 19 ans, entrée le 8 septembre 1868, salle Saint-Jean, 1.

Antécédents. — Cette malade rentre à Lourcine pour la quatrième fois.

Etat actuel. — Les deux grandes lèvres sont couvertes d'ulcérations saillantes très-remarquables par leur couleur absolument *blanche,* d'un blanc de *porcelaine ;* quelques-unes de ces ulcérations, situées sur le bord libre des grandes lèvres, offrent une coloration d'un *jaune serin.* Cette coloration est due à un enduit assez adhérent.

Traitement. — Proto-iodure d'hydrarg., 0,05 ; lotions chlorurées, etc.

19 septembre. Ictère très-prononcé.

Le 26. Vulve complétement saine.

6 octobre. L'Ictère a presque disparu.

Le 12. Guérison ; sortie.

Papules vulvaires impétigineuses.

Obs. XXV. — C... (Eulalie), 23 ans, entrée le 15 septembre 1868, salle Saint-Clément, 54.

Antécédents. — Cette malade dit avoir des boutons à la vulve depuis six mois environ.

Etat actuel. — Les grandes lèvres sont tuméfiées, très-dures, et couvertes à leur face externe de *plaques jaunâtres,* d'une couleur *jaune serin*, donnant tout à fait l'aspect d'un véritable *impétigo*. Sur plusieurs points ces croûtes détachées laissent voir des érosions. Toute la face interne des grandes lèvres est couverte de papules érosives. C'est évidemment la même lésion sur les deux côtés des lèvres : humide d'un côté, encroûtée de l'autre.

Il existe des papules volumineuses, discoïdes, sur le périnée, à la marge de l'anus, aux plis génito-cruraux.

Traitement. — Proto-iodure d'hydrarg., 0,05 ; lotions chlorurées, etc.

18 septembre. Enorme amélioration des lésions.

Le 19. Tout est sec à la vulve.

Le 29. La malade sort guérie.

Ces deux observations présentent des exemples de coloration spéciale des syphilides vulvaires.

CHAPITRE V.

DIAGNOSTIC DES SYPHILIDES VULVAIRES.

Avant d'entreprendre l'étude du diagnostic des diverses formes de syphilides vulvaires, il nous semble utile de dire quelques mots de la *Séméiologie* des accidents vulvaires en particulier.

Dans un cas où nous soupçonnons la syphilis, nous avons presque toujours deux problèmes devant nous : 1° reconnaître l'existence de la diathèse ; 2° reconnaître la nature syphilitique de tel ou tel accident.

Lorsque l'accident dont il s'agit de déterminer la nature, présente des caractères *pathognomoniques*, la tâche est facile : du premier coup on résout les deux questions à la fois; la nature de la lésion locale s'affirme d'elle-même, et on peut *conclure de l'accident local à la diathèse;* mais ces accidents, ces symptômes pathognomoniques sont peu nombreux et rares, et le plus souvent on est obligé de procéder tout autrement. C'est alors par un *assemblage de symptômes*, puisés dans les commémoratifs et recueillis par un examen minutieux de toute la surface du corps, souvent de toutes les fonctions, convertis en *signes* par un raisonnement médical, qu'on acquiert le droit de diagnostiquer la maladie constitutionnelle. Cela fait, si on se trouve en présence d'un accident local de nature *douteuse*, on a de fortes raisons pour le qualifier de syphilitique : *on conclut de la diathèse à la nature de l'accident en litige.*

Ces deux manières de procéder, se prêtant un appui mutuel, doivent le plus souvent être mises en œuvre pour les syphilides vulvaires et souvent elles suffisent amplement et au delà pour toutes les exigences du diagnostic; mais souvent aussi elles sont insuffisantes; on peut se trouver devant un *accident local* sans caractères tranchés, ne suffisant pas en lui-même pour faire reconnaître que le porteur de la lésion est vérolé; alors, si dans le doute, on procède à un examen méthodique du malade, on peut ne trouver que des commémoratifs incomplets, infidèles, des stigmates d'accidents antérieurs ayant perdu toute signification ou même faisant complétement défaut.

On peut, dans un tel cas, se voir forcé d'ajourner

le diagnostic et d'attendre de nouveaux accidents. Et si alors un confrère moins prudent, trop confiant en son *coup d'œil*, s'avise de faire suivre au malade un traitement spécifique, le doute pourra bien ne jamais être résolu. Le défaut d'accidents ultérieurs est mis au compte de la médication, quand il ne s'agissait que d'une affection bénigne, et le sujet de cette thérapeutique si heureuse dans ses résultats se trouve à tort incriminé de syphilis pour le reste de ses jours.

Mais nous n'avons pas l'intention d'entrer dans l'étude du diagnostic général de la syphilis ; nous abandonnons donc tout ce côté de la question, pour nous occuper seulement des moyens de reconnaître la *nature de l'accident local.*

Lorsqu'on se trouve devant une lésion érosive de la vulve, la première idée qui se présente à l'esprit est la suivante : ne s'agit-il pas d'un accident syphilitique? Souvent alors l'*aspect de la plaie* permet de dire oui; souvent même il nous autorise, du coup, à aller plus loin et à diagnostiquer tantôt le *chancre infectant*, tantôt une *syphilide* de telle ou telle forme.

Mais souvent les caractères objectifs sont insuffisants pour faire reconnaître une lésion syphilitique, pour faire distinguer s'il s'agit d'un *chancre ou d'une syphilide*. Le *chancre*, auquel on a attribué un aspect typique, peut varier à l'infini, l'induration qui en est, depuis Hunter et Ricord, le signe pathognomonique, peut-être presque inappréciable ; d'autre part, cette même induration peut se présenter dans ce qu'elle a de plus caractéristique à la base de certaines *lésions secondaires*. A l'appui de ces assertions, nous citerons les paroles de notre maître M. Fournier, qui a traité très au long la question de la valeur de l'induration pour le diagnostic du chancre infectant et des accidents secondaires (1).

« Le chancre syphilitique, il est vrai, a parfois une physionomie caractéristique qui le fait reconnaître du premier coup d'œil; mais cette physionomie n'est pas tellement spéciale, tellement exclusive qu'elle ne puisse être simulée ou empruntée par d'autres accidents. Ainsi certaines manifestations consécutives de la syphilis, celles notamment qui se produisent sur les organes génitaux, affectent souvent l'allure ou la physionomie du chancre au point de tromper l'observateur le plus expérimenté. Telles sont, comme exemples, les syphilides circonscrites des muqueuses, les tubercules ulcérés de la verge, les gommes de la rainure, etc. Bien plus, on voit quelquefois des lésions absolument étrangères à la syphilis prendre accidentellement ce qu'on appelle l'*aspect chancriforme*, et figurer assez bien de véritables chancres pour tromper les médecins les plus versés dans ce genre d'études. »

« Encore, si le chancre avait une physionomie unique, accorderais-je que, de la constatation seule des caractères sus-indiqués on pût déduire avec quelque sécurité la nature chancreuse d'une ulcération.

(1) A. Fournier. Du pseudo-chancre induré, Arch. gén. de méd., juin 1868.

Mais il en est tout autrement. Ce n'est pas *une*, c'est *plusieurs physionomies* qu'affecte le chancre syphilitique. Loin d'être toujours semblable à lui-même, il est au contraire polymorphe et varié, comme j'essayerai, dans une publication prochaine, de l'établir en détail. Il ne consiste ici qu'en une érosion superficielle ; là, c'est une ulcération véritable ; ailleurs, c'est une simple papule encroûtée à son sommet ; ailleurs encore, c'est un ecthyma crustacé ; chez tel malade, c'est une plaie doublée d'une induration énorme ; chez tel autre, c'est une excoriation insignifiante, presque dépourvue de rénitence pathologique, etc., etc., sans parler encore de certains cas plus rares où l'explosion première de la diathèse se fait sous forme d'une poussée locale d'accidents plus semblables à des syphilides secondaires qu'au type convenu de l'accident initial. — De sorte qu'en définitive, ce qu'on appelle l'aspect spécifique du chancre n'est acceptable en séméiologie qu'avec de certaines réserves et sous bénéfice d'inventaire. »

Voilà pour la polymorphie du chancre infectant. Voyons maintenant ce qu'il dit de la *valeur séméiologique de l'induration :*

« L'induration n'appartient pas en propre à un accident particulier de l'infection syphilitique ; elle n'est pas l'apanage exclusif de l'accident de contagion, *elle n'est nullement pathognomonique du chancre.* Sans doute, elle s'observe en compagnie du chancre bien plus fréquemment qu'avec toute autre manifestation de la diathèse, si fréquemment même qu'à de très-rares exceptions près on peut l'appeler, avec M. Ricord, « la compagne obligée de l'accident initial de contagion. » Mais elle se rencontre aussi en maintes occasions comme phénomène indépendant du chancre, comme expression ultérieure d'infection constitutionnelle. Les exemples abondent ; qu'il me soit permis d'en citer quelques-uns.

« N'est-ce pas une induration exactement semblable à celle du chancre qui constitue soit ces lésions singulières que dans un récent mémoire (*Archives*, novembre 1867) je décrivais sous le nom de *chancre redux* et d'*indurations satellites*, soit aussi ces lymphangites indurées qu'on observe parfois sur la rainure ou le dos de la verge, soit encore ces adénopathies si remarquablement dures qui, sous le non de *pléiades*, se produisent à la suite du chancre infectant ? »

« A une période plus avancée de la diathèse, l'induration se rencontre de même dans certaines lésions où, je ne sais pourquoi, elle n'a pas été suffisamment remarquée. Je citerai comme exemple certaines formes de plaques muqueuses vulvaires qui, soit spontanément, soit sous l'influence de l'incurie et de la malpropreté, se doublent d'une base indurée des plus manifestes. Journellement, à la consultation de Lourcine, il se présente des femmes portant à la vulve ou sur les régions voisines de véritables tumeurs constituées par ce qu'on appelle des plaques muqueuses tubéreures ou exubérantes. Or, si l'on palpe avec attention la base de ces productions pathologiques, on y retrouve, sans parler de l'épaississement de tissu, une induration réelle, parcheminée ou discoïde, qui donne aux doigts exactement la même sensation que la base d'un chancre. On a notion, de par le toucher, qu'il s'est produit là, non pas seulement une simple masse végétante, mais une infiltration réelle, un dépôt d'un exsudat qui, comme caractères, rappelle absolument l'induration chancreuse. »

« Il en est de même de certaines syphilides cutanées. Ainsi parfois les syphilides papuleuses, psoriasiques ou ecthymateuses, présentent à leur base une rénitence sèche et élastique tout à fait comparable à l'induration parcheminée du chancre. »

« On retrouve encore l'induration dans les adénopathies secondaires, dans les noyaux disséminés du sarcocèle, dans les tubercules, les nodi, etc. C'est elle qui constituait cette volumineuse nodosité du gland, développée chez notre malade de l'observation 4, ces noyaux disséminés de la rainure chez notre autre malade de l'observation 3, cette cuirasse parcheminée du gland chez les sujets des observations 5 et 6. Et de même pour tant d'autres cas qui se présenteront à l'esprit de chacun, sans qu'il soit besoin de les citer. »

« En conséquence, l'induration ne saurait être considérée comme une lésion propre au chancre. Loin de là, c'est une *lésion commune à des manifestations variées et à des âges divers de la syphilis.* Elle se relie moins à un accident donné de la maladie qu'à la maladie même; elle trahit, elle accuse moins un stade chronologique de la diathèse que la nature même et l'essence de la diathèse. — En d'autres termes, l'induration en syphilis ne signifie pas plutôt chancre que tel autre accident; elle signifie simplement ceci : *lésion syphilitique,* production pathologique constituant un élément commun à diverses manifestations de la maladie. »

Non-seulement, comme on vient de le voir, M. Fournier admet que les accidents secondaires peuvent simuler le chancre par l'état induré de la base; ils peuvent également se revêtir d'autres caractères que l'on considère usuellement comme appartenant spécialement à celui-ci; ainsi ces lésions secondaires peuvent être peu nombreuses ou solitaires, érosives ou peu creuses, à fond lisse, etc., « reproduire en un mot le *facies* du chancre de façon « à tromper l'œil le plus exercé ».

Enfin, pour achever de donner le change, elles peuvent retentir sur les ganglions et reproduire une adénopathie semblable à celle qui accompagne le chancre infectant. M. Fournier dit à ce sujet, après avoir donné quelques exemples de ces adénopathies accompagnant les accidents secondaires :

« De là résulte donc, d'une façon très-nette, que l'adénopathie à ganglions multiples, durs, indolents, etc., n'est pas l'apanage exclusif d'un accident spécial de la syphilis. Pouvant se développer à propos d'accidents divers de la maladie, elle constitue, comme l'induration, une expression *commune* de la diathèse, susceptible de se produire à divers stades de l'évolution pathologique. Elle n'a pas, en conséquence, de signification *chronologique* absolue ; elle n'accuse pas nécessairement un accident de contamination récente; elle ne témoigne pas, à coup sûr, du caractère *chancreux* de la lésion qu'elle accompagne. »

De ce qui précède, il résulte que le chancre n'est pas nécessairement une lésion à caractères objectifs spéciaux ; qu'il puise ses caractères distinctifs dans sa pathogénie. Pour le définir, nous dirons donc *que le chancre, accident initial de la vérole, est un accident qui apparaît chez un sujet vierge de syphilis, à la suite de l'insertion du virus dans le point où il siège.* La syphilide, d'autre part, est un *accident qui apparaît spontanément chez un sujet déjà vérolé.*

De ces définitions découle le fait suivant : que pour le diagnostic entre les syphilides vulvaires et le chancre infectant, on est souvent forcé d'avoir recours aux antécédents du malade et à la pathogénie de la lésion qu'il présente. Si, avec une lésion syphilitique douteuse, il n'existe aucun signe de syphilis constitutionnelle, c'est un chancre qu'on doit diagnostiquer; si, au contraire, le sujet se trouve être déjà en puissance de la diathèse confirmée, on doit considérer l'accident en litige comme une syphilide.

Nous allons maintenant passer en revue le diagnostic différentiel des quatre types principaux de syphilides que nous avons établis.

A. *Forme érosive.*

La syphilide ne saurait ètre confondue qu'avec deux autres lésions : la *vulvite ulcéreuse* et l'*herpès.*

La *vulvite ulcéreuse* est en général très-facile à distinguer, d'abord par les conditions étiologiques sous l'influence desquelles elle se développe, puis par la douleur, l'état franchement aigu de la maladie, et surtout par les commémoratifs. En effet, si l'existence de la syphilis constitutionnelle ne suffit pas pour nous autoriser à considérer tel accident comme une syphilide, du moins l'absence de tout antécédent de vérole est concluante contre la nature syphilitique, dans les cas douteux.

Mais il est d'autres caractères encore : les érosions de la vulvite ulcéreuse sont en général très-superficielles, accompagnées de phénomènes inflammatoires très-accusés, qui n'existent que rarement avec les accidents secondaires. La vulvite ulcéreuse est presque toujours caractérisée par une rougeur souvent généralisée de la vulve, un œdème aigu des grandes et des petites lèvres, une suppuration abondante, un endolorissement souvent excessif de la région. Je ne veux pas dire pour cela que les accidents secondaires ne puissent déterminer de la vulvite, mais elle se distingue dans ces cas parce qu'elle est limitée et partielle et presque toujours accompagnée d'accidents papuleux caractéristiques.

Le diagnostic différentiel de la syphilide érosive et de l'*herpès* est plus important et surtout plus difficile.

La plupart des auteurs disent que l'herpès se distingue de toutes les autres lésions vulvaires, parce qu'il est représenté par des groupes de vésicules ou de petites érosions miliaires, qu'il se caractérise en un mot par son état *vésiculeux*.

L'état vésiculeux de l'origine de l'herpès est transitoire, et il peut se présenter plus tard sous l'aspect de lésions plus ou moins creuses, cupuliformes ; il peut devenir confluent, et donner lieu à de vastes érosions, à de larges ulcérations composées de bouquets d'érosions réunies les unes aux autres et soudées entre elles.

Il est encore d'autres signes : la syphilide érosive est généralement indolente. L'herpès, au contraire, se distingue par son caractère essentiellement prurigineux ; il s'accompagne, surtout au début, d'ardeur, de feu local, de malaises. De plus, les accidents secondaires de la vulve sont accompagnés, dans la presque totalité des cas, d'une adénopathie biinguinale indolente, dure.

Dans l'herpès, au contraire, on ne trouve rien de tout cela : c'est à peine s'il existe, dans les cas un peu persistants, une légère tension ganglionnaire : et c'est là encore un phénomène toujours éphémère de fort peu de durée. De plus, la base des lésions herpétiques est toujours simple, sans caractère spécial ; souvent, par contre, les érosions syphilitiques ont une base, sinon indurée ou parcheminée, du moins feuillée.

Il est enfin un signe pratique, différentiel, sur lequel M. Fournier a appelé justement l'attention. Je veux parler des caractères différentiels du contour dans les lésions herpétiformes et syphilitiques. Ces dernières sont toujours irrégulières, plus ou moins ovalaires, mais n'offrent jamais de forme géométrique bien déterminée. Il n'en est pas de même pour l'herpès. Lorsque des vésicules d'herpès isolées viennent à se rompre et à s'unir, de manière à former une érosion ou une ulcération plus ou moins étendue, cette lésion, examinée attentivement et de près, semble limitée par une série de segments de circonférence. Cet état tient à ce que la plaie totale se trouve formée par la réunion de plusieurs petites plaies circulaires. On ne saurait mieux comparer cet aspect qu'à celui que présente, sur la paroi crânienne, plusieurs couronnes de trépan qu'on a réunies ensemble, en faisant sauter le pont osseux intermédiaire. On voit, dans ce cas, comme dans l'herpès, un contour formé par des segments très-réguliers de petites circonférences. Or cet aspect tout particulier ne se rencontre dans aucune autre lésion : il est tout à fait *pathognomonique de l'herpès.*

Il est encore d'autres signes qui pourront servir à éclairer les diagnostics douteux. La syphilide érosive est généralement isolée : si d'autres accidents l'accompagnent, ce sont des lésions vulvaires qui ne serviront qu'à préciser la nature des accidents. Mais dans les cas d'herpès vulvaire, on peut presque toujours suivre toute la série des accidents; dans un point on aperçoit des érosions, des ulcérations, mais plus haut, ou à côté, on trouve des vésicules d'herpès à peine rompues, ou même encore intactes. De plus, en interrogeant les antécédents de la femme, on apprendra souvent qu'elle a eu des herpès menstruels répétés.

L'évolution des lésions servira également à corroborer le diagnostic.

B. *Syphilide papuleuse.*

Nous dirons peu de chose du diagnostic de la syphilide papuleuse; la confusion semble, en effet, impossible dans ce cas. S'il existait une ou deux papules isolées à la vulve, sans autre accident concomitant, on pourrait hésiter un instant entre la papule et *le chancre papuleux.* Mais ici le traitement local, ou pour mieux dire, de simples soins d'hygiène, viendront, du jour au lendemain, écarter tous les doutes. La papule secondaire, froncée, isolée, se desséchera, changera d'aspect presque immédiatement; le chancre papuleux, au contraire, bien que susceptible de modifications rapides, ne se transformera pas aussi vite.

Il est enfin une forme de chancre simple, à laquelle on a donné le nom de chancre simple végétant, et qui pourrait en imposer pour une papule secondaire.

« Les plaques muqueuses, dit M. Fournier (1), spécialement lorsqu'elles ont été irritées et ulcérées par des frottements, des cautérisations ou diverses autres causes, offrent assez souvent une ressemblance frappante avec le chancre simple, dont elles se rapprochent d'ailleurs par leur multiplicité habituelle, par leur coloration grisâtre, par l'état souple de la base, etc. Cette analogie est surtout remarquable pour celles qui siégent à la vulve ou sur la rainure glando-préputiale... A part leurs caractères graphiques, ces lésions pourront être reconnues par les antécédents morbides, par la coïncidence d'accidents syphilitiques sur d'autres points, comme aussi par les résultats négatifs de l'inoculation. »

C. *Syphilide papulo-hypertrophique.*

Les syphilides papulo-hypertrophiques confluentes, accompagnées d'accidents cutanés, buccaux, etc., en un mot de tout le cortége des accidents secondaires de la syphilis sont d'un diagnostic simple et facile. Mais quand on a sous les yeux une ou deux tumeurs isolées, quelquefois ulcérées, croûteuses, on peut être embarrassé pendant quelques instants. On peut alors songer, soit à un concroïde, soit à des végétations simples.

La confusion des papules hypertrophiques avec *le cancroïde* semble à peu près impossible. On pren-

(1) Dictionnaire de médecine et de chirurgie pratiques, article : *Chancres simples*, p. 119.

dra tout d'abord en considération l'âge de la malade. Puis l'épithélioma a un cachet tout spécial; il est isolé et non multiple, il ne présente pas l'aspect mamelonné, hémisphérique, la teinte rouge de la papule hypertrophique; il forme à la vulve des tumeurs souvent énormes, envahissantes, à contour inégal, qui se recouvrent de croûtes multiples, d'érosions suintantes, d'ulcérations extensives, progressives, qui dépassent en profondeur tout ce que peut présenter la papule hypertrophique qui n'excède guère l'état érosif. Il résiste enfin à toute tentative de traitement.

Les végétations simples se distingueront facilement des syphilides papulo-hypertrophiques: ces dernières forment des tumeurs mamelonnées, rosées, à large base, présentant quelquefois à leur surface de petites fissures superficielles. Dans les tumeurs constituées par des végétations accumulées, serrées les unes contre les autres, on parvient au contraire à isoler chaque petite végétation formée par une papille hypertrophiée, avec son pédicule généralement étroit, resserré, et son sommet étalé, élargi. Chaque papille est séparée de la papille voisine par un sillon profond. Puis on rencontre presque toujours simultanément sur d'autres parties de la vulve ou à l'anus, de petites végétations isolées.

Du reste les syphilides papulo-hypertrophiques et les végétations simples se comportent d'une façon complétement différente à l'égard du traitement. Les premières, comme nous le verrons tout à l'heure, disparaissent très-rapidement sous l'influence de simples moyens hygiéniques; les secondes, au contraire, exigent des cautérisations répétées au nitrate acide de mercure, et même, dans la majorité des cas, l'excision.

D. *Syphilide ulcéreuse.*

Nous ne discuterons pas le diagnostic différentiel du chancre induré et de la syphilide ulcéreuse : nous avons suffisamment insisté sur ce sujet à propos du diagnostic des syphilides vulvaires en général.

Certaines formes de syphilides ulcéreuses profondes, creuses, à fond jaunâtre, pourront en imposer pour des chancres simples. Dans ces cas le diagnostic se basera sur cinq ordres de phénomènes : le nombre des ulcérations, leur physionomie, l'état de leur base, l'état des ganglions, et les renseignements fournis par l'inoculation.

Et d'abord le chancre simple est presque toujours multiple : M. Fournier en a observé jusqu'à 30, 40 et même dans un cas, 74 sur une seule vulve. Puis le chancre simple est plus creux, ses bords sont plus abruptes, son fond est plus inégal que celui de la syphilide ulcéreuse ; cette dernière présente un fond plus rouge, plus luisant, ses bords sont moins renversés en dehors.

Un signe différentiel plus important est celui que fournit la base même de l'ulcération. Molle et diffuse dans le chancre simple, elle est circonscrite, souvent parcheminée, très-dure dans la syphilide ulcéreuse ; de plus le chancre mou s'accompagne fréquemment de bubons chancreux, distincts par leur volume, les douleurs qu'ils provoquent et leur suppuration fréquente ; les ulcérations secondaires donnent, au contraire, lieu tout au plus à des adénopathies indolentes, souvent même ignorées des malades.

Reste enfin un critérium indiscutable, l'inoculation.

Mais il est des cas fort difficiles, et, il faut l'avouer, excessivement rares, c'est la coïncidence des chancres simples et de la syphilide ulcéreuse. Dans ces cas on ne pourra arriver au diagnostic qu'en analysant un à un tous les symptômes en se servant de tous les moyens d'exploration, et surtout, en suivant et en étudiant attentivement l'évolution consécutive de la maladie.

Syphilide ulcéreuse simulant des chancres mous. Trois inoculations négatives.

Obs. XXVI. — Ga... (Marguerite), 22 ans. Entrée, salle St-Jean, le 14 avril 1869.

Antécédents — Pas de maladie vénérienne antérieure ? Il y a un mois elle aperçut des boutons aux parties génitales. Quelques jours après d'autres boutons sont apparus. La malade n'a fait aucun traitement.

Etat actuel 16 *avril.* — La grande lèvre gauche présente une coloration rosée sombre et une tuméfaction considérable ; elle a environ le volume d'un quartier d'orange. Sa surface est mamelonnée, couverte de saillies papuleuses sèches de coloration plus pâle que le reste de la grande lèvre, et formant par confluence plusieurs larges plaques. Celles-ci sont assez dure au toucher; l'induration est très-marquée pour la lésion de la partie supérieure de la grande lèvre gauche, lésion que la malade dit être apparue la première. Il existe également une ou deux saillies sèches sur la fesse à côté de la fourchette, ces lésions paraissent être des cicatrices. Dans le sillon génito-crural gauche se trouve une assez large surface exoriée, superficielle, rouge, sans induration aucune à sa base et paraissant être en voie de réparation.

Quand on sépare les grandes lèvres on trouve à l'entrée du vagin, à la fourchette, sur la face interne de la grande lèvre gauche et sur la face interne de la petite lèvre droite, quatre ulcérations assez larges ayant en moyenne 1 à 2 centimètres de diamètre, de formes très-irrégulières, toutes assez creuses, à fond jaunâtre, lardacé, assez analogue à celui du chancre simple; elles sont limitées par un bord net, d'un rouge assez vif. L'exploration de leur base est impossible.

Adénopathie biinguinale un peu douloureuse.

Inoculation avec le pus de l'ulcération de la grande lèvre gauche.

Traitement. — Badigeonnage des ulcérations à la teinture d'iode.

Le 17. Inoculation négative. — Les ulcérations conservent leur aspect chancreux. Seconde inoculation avec le pus de l'ulcération de la petite lèvre droite. Bubon inflammatoire à gauche.

Le 21. La seconde inoculation est aussi négative. Les ulcérations de l'entrée du vagin persistent mais paraissent se réparer Elles conservent toujours l'aspect du chancre simple. L'ulcération de la petite lèvre gauche sécrète encore abondamment. Troisième inoculation avec le pus de cette ulcération.

Le 23. Les cicatrices des ulcérations de la grande lèvre gauche sont sèches, mamelonnées, rosées, et présentent tout à fait l'apect des cicatrices de papules muqueuses.

Ouverture du bubon; il en sort un pus verdâtre.

Le 28. Toutes les ulcérations des lèvres sont cicatrisées. Le bubon s'est déformé mais il est encore fluctuant. Les inoculations sont négatives.

1er mai. Réparation avancée des plaies du vagin. Bubon toujours fluctuant. Les inoculations sont définitivement négatives.

Le 4. Réouverture du bubon qui laisse écouler une sérosité assez foncée de coloration. *Inoculation* avec cette sérosité.

Le 6. Cette nouvelle inoculation est négative. Les inoculations vulvaires se réparent.

Le 19. Réparation très-avancée, il ne demeure que deux petites plaies.

8 juin. Cicatrisation presque complète. Rien sur le reste du corps.

Le 19. Sortie de la malade ; il demeure une érosion insignifiante qui est cautérisée au moyen du nitrate d'argent.

CHAPITRE VI

TRAITEMENT.

Avant de parler du *traitement des accidents secondaires*, nous pouvons nous demander s'il n'existe pas de *moyens prophylactiques* à observer pour prévenir les manifestations locales ou tout au moins modérer leur intensité? Nous ne voulons évidemment pas faire allusion à la véritable prophylaxie des syphilides, la plus efficace et la plus sage, qui consisterait à éviter la contagion. Mais, un *sujet vérolé* étant donné, est-il possible de réprimer la diathèse, d'atténuer les accidents qui en sont l'expression? Nous croyons que, jusqu'à un certain point, cela est possible. D'après les idées que nous avons exposées relativement à la pathogénie des accidents vulvaires, certains soins locaux hygiéniques pourraient bien nous assurer ce résultat. — Voici en quoi devraient donc consister les précautions à prendre : la syphilis constitutionnelle étant imminente, on devrait astreindre la malade à des soins de propreté méticuleux; ceux-ci consisteraient en injections vaginales d'eau fraîche ou d'eau légèrement alunée, prises plusieurs fois par jour, puis en lotions externes, matin et soir, avec un liquide *non irritant.* Il faudrait également faire éviter à la malade les longues courses à pied, la danse, l'emploi de la machine à coudre, à plus forte raison les rapprochements sexuels, qui seraient funestes à tous les égards. Il serait bon, de plus, de porter remède le plus rapidement possible à tout état pathologique préexistant de la muqueuse du système génito-urinaire; ces affections doivent, comme nous l'avons dit, être considérées comme causes adjuvantes au moins des déterminations locales. Enfin on doit, d'après toute l'expérience de notre maître, instituer *le plus tôt possible* le traitement spécifique par les préparations mercurielles.

A. *Syphilide érosive et papuleuse.*

Je ne m'occuperai pas ici du traitement général mercuriel, qui est celui de la syphilis à la période secondaire. Ayant limité mon cadre à l'étude d'un département tout à fait restreint de l'organisme, j'exposerai uniquement le traitement local des lésions qui s'y développent.

Le traitement des lésions érosives et papuleuses est la conséquence pratique de ce que j'ai dit au sujet de la pathogénie des lésions syphilitiques vulvaires : l'hygiène, des soins de propreté, la modification des surfaces par des moyens appropriés, voilà quelle est la thérapeutique dans toute sa simplicité. En somme, il se présente deux indications à remplir : nettoyer la vulve, modifier les surfaces sécrétantes.

Beaucoup de médecins, voyant arriver des malades atteintes de papules secondaires, s'empressent de les cautériser avec des caustiques énergiques, tels que du chlorure de zinc en solution concentrée, du nitrate acide de mercure, de l'acide acétique, etc. C'est là une double faute : et d'abord la cautérisation impose aux malades une douleur inutile, même le repos au lit; puis elle prolonge plutôt qu'elle n'abrége la durée de la maladie, et elle peut quelquefois laisser à sa suite des cicatrices indélébiles. En voici un exemple :

Papules vulvaires. — Cautérisation au chlorure de zinc. Eschares. — Cicatrices.

Obs. XXVII.—Ch... (Marie), 23 ans, entrée le 4 mai 1869, salle Saint-Clément, 30.

Antécédents. — Début de la syphilis en août 1868. Accidents successifs : papules vulvaires, roséole, alopécie, chute des sourcils, etc.

Cette malade n'a jamais suivi de traitement antisyphilitique.

Le 1er mai 1868 elle se rend à la consultation d'un chirurgien qui se sert d'une solution concentrée de chlorure de zinc pour cautériser des papules vulvaires et des papules situées sur la face interne des cuisses.

Le 4. Nous trouvons sur chaque cuisse, près des plis génito-cruraux, deux eschares brunes, de 8 centimètres de long environ sur 1 centimètre de large : ces eschares sont profondes et très-douloureuses.

La malade est forcée de garder le lit et n'éprouve quelque soulagement qu'en écartant les cuisses l'une de l'autre de manière à empêcher le contact réciproque des plaies.

La petite lèvre gauche est très-œdématiée, tuméfiée, douloureuse, couverte d'eschares produites par le même caustique.

On reconnaît encore quelques papules qui ont échappé au caustique.

Le 8. Chute incomplète des eschares. Au dessous, d'énormes ulcérations comprenant tous le derme.

12 juin. Les plaies des cuisses ne sont pas encore complétement cicatrisées.

Le 26. La malade sort guérie : il reste sur les cuisses deux *cicatrices* rosées, assez profondes.

Cette observation est un exemple remarquable des accidents qui peuvent résulter de l'application de caustiques trop violents, sur des lésions de la vulve. Les plaies qui avaient été produites par le caustique sur la face interne des cuisses mirent plus de six semaines à se cicatriser. Il est évident que si l'on avait employé, dans ce cas, le traitement si simple que nous allons indiquer, on n'aurait pas eu à déplorer de pareils accidents.

Ces cautérisations énergiques, faites avec des caustiques violents peuvent même donner lieu à des accidents plus graves. Voici, en effet, une observation que nous trouvons dans l'ouvrage de Zambaco (1) :

« M. le docteur Goupil, médecin des hôpitaux de Paris, nous a dit avoir vu un cas de tétanos mortel se déclarer chez une femme admise à Lourcine, et à la suite d'une cautérisation fort douloureuse

(1) Zambaco. Des affections nerveuses syphilitiques, 1862, p. 302.

de plaques muqueuses anales et vaginales, avec le nitrate acide de mercure. Deux heures environ après, le tétanos débuta par du trismus ; puis survinrent l'emprosthotonos et l'opisthotonos. La malade succomba dans l'espace de huit heures, malgré les opiacés employés à haute dose. »

D'autres médecins, et cela est d'une pratique commune, traitent les papules secondaires par des cautérisations répétées, faites soit avec le crayon, soit avec des solutions de nitrate d'argent. Ce traitement a le tort d'être au moins inutile, car il n'abrége nullement la durée de la lésion, et il occasionne parfois des douleurs et du gonflement des parties.

Il est un traitement bien plus simple et plus sûr : il consiste à faire prendre à la malade des bains répétés et à lui prescrire des soins de propreté minutieux, et des pansements deux ou trois fois répétés dans la journée et faits de la manière suivante : tout d'abord lotionner les parties avec un liquide détersif. L'hypochlorite de soude, connu vulgairement sous le nom de liqueur de Labarraque, coupé d'eau, a l'avantage d'être un précieux désinfectant et de coûter fort bon marché (1). En second lieu, saupoudrer la vulve avec une poudre isolante, quelle qu'elle soit, sous-nitrate de bismuth, calomel, oxyde

(1) ℞ Eau distillée. . . . . 1000 gr.
Hypochlorite de soude. 100
M.

de zinc, etc.; enfin, isoler les parties avec de la charpie ou de la ouate.

En employant un traitement aussi simple, la sécrétion purulente s'arrête ; les lésions se dessèchent ; les papules se flétrissent, s'effacent, finissent même par disparaître, et tout cela dans un espace de temps fort court.

« Ce traitement, comme le dit M. Fournier, est toujours suivi de succès ; c'est le plus simple et le meilleur. »

B. *Syphilide papulo-hypertrophique.*

Ces lésions, effrayantes d'aspect, sont en réalité bénignes, et d'un traitement fort simple. Il y a là une véritable opposition entre la gravité apparente de ces accidents et leur résolution facile.

En voyant de pareilles tumeurs, un médecin, non habitué à observer de semblables accidents, pourrait croire tout d'abord qu'il est nécessaire, pour les faire disparaître, d'appliquer des traitements actifs, violents même ; qu'il faut, pour débarrasser les malades de ces tumeurs, les cautériser fortement, profondément, sinon même les exciser. C'est là une erreur contre laquelle il est bon de s'élever : car on abuse trop des moyens violents, qui amènent souvent des désordres graves comme on a pu le voir par les deux observations que nous avons signalées. L'expérience vient contredire ici tout ce que l'induction théorique permettrait de supposer.

Le plus simple traitement suffit pour faire rapidement disparaître tous ces accidents. Le repos, des bains répétés, un pansement extrêmement simple, comme celui que nous avons indiqué tout à l'heure (c'est-à-dire des lotions avec de la liqueur de Labarraque et l'emploi de l'oxyde de zinc), suffisent pour amener en peu de jours la diminution de la suppuration, la disparition de l'odeur fétide, la suppression des douleurs et des phénomènes inflammatoires, en un mot, la dessiccation de toute la vulve.

Il est vraiment étonnant de voir comment au bout de 4, 6, 8 jours déjà, ces énormes masses commencent à changer d'aspect : elles pâlissent, elle s'affaissent, s'atrophient, se résorbent, pour ainsi dire, molécule à molécule, et finalement, au bout d'un laps de temps dont la durée peut varier, elles disparaissent d'une façon presque complète et sans cicatrice.

On ne peut plus alors reconnaître la trace de ces lésions que par la pigmentation de la région qui persiste encore longtemps.

Quand on a affaire à des tumeurs énormes, éléphantiasiques, on peut en hâter la disparition par des cautérisations très-superficielles : mais encore ne sont-elles pasindispensables (1).

(1) Ces cautérisations peuvent être faites avec des solutions de nitrate d'argent :

a. Solution forte.		*b.* Solution faible.	
℞ Azotate d'argent,	50 gr.	℞ Azotate d'argent,	10 gr.
Eau,	50	Eau,	100
M.		*M.*	

C. *Syphilides ulcéreuses.*

Si les syphilides vulvaires précédentes cèdent au traitement le plus simple avec une merveilleuse rapidité, on ne saurait dire la même chose de celles-ci.

Les syphilides ulcéreuses sont en général très-persistantes ; il faut leur opposer un traitement approprié si l'on veut en obtenir la guérison : il est même quelques formes rebelles qui résistent pendant des semaines, des mois, au traitement le mieux institué.

Le traitement local le plus simple consiste en bains multipliés, en lotions fréquentes, en pansements répétés plusieurs fois par jour avec de la charpie imbibée de solutions de nitrate d'argent faibles au 1/60 ou au 1/100.

Les cautérisations légères faites avec le crayon de nitrate d'argent, à quelques jours d'intervalle, et les pansements à la charpie sèche, produisent aussi de très-bons résultats.

On a également préconisé les badigeonnages à la teinture d'iode, l'application de pommades de toute nature. Dans les cas où tous ces traitements échouent, on aura recours au nitrate acide de mercure, dont l'emploi est généralement suivi d'excellents résultats.

Ce qui importe, en somme, c'est de modifier plus ou moins énergiquement la surface de l'ulcération qui, abandonnée à elle-même, reste indéfiniment stationnaire, sans tendance à l'extension il est vrai, mais également sans tendance à la guérison spontanée.

Syphilide ulcéreuse rebelle.

Obs. XXVIII. — A... (Adeline), 24 ans, entrée le 30 juin 1868, salle Saint Clément, 3.

Traitée il y a huit ans à Lourcine, la malade prit alors des pilules (?) pendant un mois; pas de traitement depuis cette époque. Elle porte depuis deux semaines un bouton à la vulve et un ganglion douloureux.

Etat actuel.—A l'entrée du vagin, à gauche, près de la fourchette, existe une plaie large comme une pièce de 20 centimes d'une forme irrégulière et creuse, à bords un peu saillants, non déchiquetés, à fond égal, jaunâtre; cette teinte n'est ni grisâtre, ni pseudo-membraneuse comme l'est habituellement celle du chancre simple; pas d'induration à la base; ganglion tuméfié, dur, indolent. Inoculation.

Diagnostic : Syphilide ulcéreuse.

Traitememt. — Bains; 1 gramme d'iodure de potassium.

6 juillet. Inoculation négative; l'ulcération demeure stationnaire. Badigeonnage à la teinture d'iode.

Le 19. Etat stationnaire. Cautérisation avec le crayon de nitrate d'argent. Tuméfaction des grandes lèvres.

Le 30. L'œdème des lèvres diminue; état stationnaire de l'ulcération qui ne commence à se réparer que vers la fin du moi d'août.— Traitement : 2 grammes d'iodure de potassium; badigeonnages à la teinture d'iode.

14 septembre. L'ulcération est presque entièrement cicatrisée; la malade quitte l'hôpital.

Cette observation est un exemple de ces syphilides ulcéreuses persistantes, qui restent pendant des mois rebelles à tout traitement malgré leur étendue souvent minime.

CHAPITRE VII

SYPHILIDES GOMMEUSES DE LA VULVE.

La gomme constitue une manifestation tardive de la syphilis, appartenant à la période dite *tertiaire* de cette affection. Ce n'est pas seulement au point de vue *chronologique* qu'elle se distingue des accidents plus précoces que nous venons de décrire ; des considérations anatomo-pathologiques permettent de lui marquer une place tout à fait à part. La structure intime du tissu nouveau qui constitue cette lésion est tellement spéciale, tellement caractéristique de la syphilis tardive, que Wagner (1), qui les a bien étudiées, donne aux tumeurs gommeuses le nom de *syphilomes*, et que MM. Ranvier et Cornil ont même proposé de restreindre aux manifestations gommeuses la désignation d'accidents tertiaires.

« Toutes les productions, disent-ils, de la première période de la syphilis constitutionnelle, toutes les néoformations de la période secondaire sont constituées par un tissu inflammatoire qui possède la propriété de reformer le tissu ancien... Aussi la division la plus habituellement adoptée de la syphilis en périodes *primitive*, *secondaire* et *tertiaire*, le mot secondaire s'appliquant aux syphilides cutanées, le mot tertiaire désignant les lésions des os et des parenchymes, cette division ne nous paraît pas

(1) Cité par MM. Cornil et Ranvier, *op. cit.*, 190.

l'expression de la vérité. Il serait plus juste, au point de vue anatomo-pathologique, ainsi que Virchow nous l'a fait pressentir, d'appeler secondaires les lésions purement inflammatoires de la syphilis, et tertiaires les lésions plus tardives qui se manifestent sous forme de *tumeurs* » (1).

Pour *définir* cet accident, nous aurons recours aux caractères cliniques et nous dirons que la syphilide gommeuse vulvaire est une lésion tardive, *tertiaire*, caractérisée par une tuméfaction dure du derme muqueux et des tissus sous-jacents, lesquels, à un certain moment, se désagrègent et s'ulcèrent rapidement.

Anatomie pathologique.—Nous devons être extrêmement bref sur ce sujet, n'ayant rien de nouveau à offrir; aussi nous bornerons-nous à des emprunts faits à la description de MM. Ranvier et Cornil; et nous insisterons principalement sur les caractères anatomiques qui peuvent nous donner quelques notions sur l'évolution clinique de la lésion :

« Les gommes sont des tumeurs d'un volume variable, qui sont tellement fondues avec les tissus voisins qu'on ne peut pas leur reconnaître une limite nette, ni à plus forte raison les énucléer. Néanmoins, elles font un relief à la surface des organes où elles se développent. Vues à l'œil nu sur une section, elles paraissent constituées par un tissu grisâtre, rosé, plus ou moins vasculaire, sans suc. Lorsque, par le raclage, on en a enlevé de petits

(1) *Op. cit*, p. 186.

fragments, on y trouve des cellules variées de dimensions et de formes. Ce sont des cellules rondes mesurant de $0^{mm},010$ à $0^{mm},015$, dont le noyau apparaît sous l'influence de l'eau et de l'acide et qui sont des cellules embryonnaires, des cellules fusiformes ou de contours irréguliers, des cellules plus petites, atrophiques, mesurant $0^{mm},005$ à $0^{mm},006$, presque entièrement remplies par leur noyau, situées les unes contre les autres, au sein d'une matière fondamentale grenue. Comme on le voit, les éléments obtenus par le raclage ne pourraient pas servir à définir la gomme si l'on n'y joignait les caractères tirés de leur tissu et de leur développement.

« Lorsqu'on examine au microscope, sur une section mince, une gomme en voie d'évolution, on reconnaît une série de nodules possédant chacun un centre de formation, une individualité propre. Ces nodules, plus ou moins accusés, par leur forme et par leur limite, se reconnaissent à ce que, dans chacun d'eux, les éléments cellulaires de leur partie centrale sont petits et tombent en détritus moléculaires, tandis que ceux de la périphérie sont volumineux, arrondis ou fusiformes et se confondent avec le tissu embryonnaire voisin.

« Les vaisseaux sanguins pénètrent à la périphérie de chaque nodule et peuvent s'y ramifier; ils sont perméables et contiennent du sang, même lorsque le centre des nodules est en dégénérescence atrophique : ce caractère nous servira à établir la distinction entre les gommes et les tubercules. »

« La gomme est toujours très-vascularisée pendant tout le temps que dure son évolution ; le tissu embryonnaire ou fibreux intermédiaire aux nodules présente toujours aussi cette richesse vasculaire. Les nodules eux-mêmes sont très-irréguliers dans leur forme et dans leur dimension ; ils ont de 1/15 à 1/10 de millimètre en moyenne.

« Les gommes en évolution sont rares chez l'adulte, mais elles sont fréquentes à l'autopsie d'enfants nouveau-nés.

« Jusqu'à nous on a pris surtout comme type de la description des gommes ces produits arrivés à un stade avancé de régression ; la dernière épidémie de choléra nous a permis d'étudier les faits qui précèdent chez des personnes mortes peu de temps après l'invasion de la syphilis.

« Le *développement* des gommes présente un grand intérêt ; on peut lui considérer deux périodes : la *première phase* consiste dans la prolifération du tissu conjonctif ou d'un tissu analogue, par exemple la substance médullaire des os... Dans la *seconde phase* du développement des gommes, les cellules se multiplient, diminuent de volume, sont comprimées les unes contre les autres, et il se produit ainsi par places de petits nodules ou îlots irréguliers, dans lesquels les cellules centrales sont atrophiées et granuleuses, tandis que les cellules périphériques sont plus volumineuses et présentent les caractères des cellules embryonnaires...

« ... Les gommes se développent suivant le même mode dans le derme et dans le tissu cellulo-adipeux sous-cutané. »

Ayant ainsi décrit le *développement* des gommes, MM. Ranvier et Cornil décrivent les modifications ultérieures de cette néoplasie, lesquelles aboutissent à « un état caséeux particulier caractérisé par la consistance et la dureté que conserve le tissu affecté. »

Le tissu *caséeux*, *lardacé*, *vasculaire*, qui constitue la gomme telle qu'elle a été étudiée par la plupart des observateurs, c'est-à-dire après un développement complet (1), peut alors rester longtemps stationnaire, ou bien disparaître par résorption spontanément ou sous l'influence d'un traitement convenable, avec ou sans rétraction continuelle; enfin, il peut s'ulcérer et verser en dehors la matière ramollie qui constitue la tumeur et qui infiltre les tissus.

La gomme siége dans le derme de la muqueuse génitale et dans les tissus sous-jacents. Dans une de nos observations on verra qu'elle a fait des désordres profonds, comprenant presque toute l'épaisseur des parties molles.

Cet accident peut guérir et *se cicatriser*, avons-nous dit, surtout lorsque intervient le traitement spécifique de la syphilis tertiaire, Nous devons

(1) « La plupart des descriptions connues des gommes s'appliquent à des produits très-anciens » (Cornil et Ranvier, *op. cit.*, p. 194.

mentionner cependant, comme reliquat possible de cette cicatrisation, les *déformations* consécutives des parties atteintes et le *rétrécissement* des voies naturelles, à l'entrée desquelles s'est développée la lésion. Ce rétrécissement a cependant fait défaut dans un de nos faits où il paraissait devoir être appréhendé.

Etiologie. — Ce que nous avons à dire à ce sujet est très-court. La gomme se développe sous l'influence de la syphilis constitutionnelle déjà vieille; on peut l'observer à partir de la 2_e année environ; mais c'est surtout plus tard qu'on la rencontre: dans la 6e, 10e année, et plus tard encore. M. Fournier, nous citait dernièrement l'exemple d'un malade atteint d'une gomme développée dans l'épaisseur de l'aponévrose du *facia lata*, 55 ans après le début de la syphilis. Il est infiniment probable que l'absence de traitement, un traitement incomplet, ou le défaut d'un traitement méthodique institué dès le début de la syphilis est pour beaucoup dans l'apparition de cet accident. Mais ce n'est pas seulement sous l'influence de la *syphilis acquise* que se montrent les gommes. La *syphilis héréditaire* peut les déterminer, non-seulement comme lésion tertiaire apparaissant consécutivement aux accidents plus précoces, mais sous la *forme tardive:* la gomme peut alors apparaître sans accidents prodromiques et longtemps après la naissance.

« Lorsque pour des raisons qui le plus souvent nous échappent, dit M. Bazin (1), la syphilis héré-

(1) Bazin. La syphilis et les syphilides; Paris, 1866, p. 139-140.

ditaire reste à l'état latent pendant plusieurs années, elle constitue une forme tardive que tous les auteurs sont loin d'admettre au même titre.

« Ce n'est plus alors à six mois, à un an, à deux ans que peut être ajournée l'apparition des symptômes syphilitiques, mais à une date indéterminée et beaucoup plus tardive ; disons toutefois qu'elle dépasse rarement l'époque de la puberté et qu'il est tout à fait exceptionnel de voir la syphilis héréditaire rester latente jusqu'aux périodes les plus reculées de la vie.

« MM. Ricord, de Méric, Robert et Sigmund, ont relaté des faits de ce genre, dit M. Fournier (1), dans sa leçon clinique sur la syphilide gommeuse, à propos de lésions de syphilis héréditaire survenant chez les adultes ; et je crois moi-même, ajoute-t-il, en avoir vu plusieurs bien authentiques. »

On verra toute l'importance de ces faits lorsque nous aurons à établir les éléments du diagnostic de la syphilide gommeuse.

Enfin, pour terminer ce que nous avons à dire relativement à l'étiologie de la gomme, ajoutons qu'elle constitue un accident syphilitique infiniment plus *rare* que les lésions secondaires. De plus, elle se manifeste tout à fait *spontanément*, sans que son apparition soit déterminée par aucune cause locale adjuvante analogue à celles qui nous ont paru

(1) A. Fournier. De la syphilide gommeuse du voile du palais, leçon clinique faite à l'Hôtel-Dieu. Paris, 1868.

jouer un certain rôle dans l'apparition des syphilides secondaires.

Symptômes. — La syphilide gommeuse vulvaire nous semble présenter dans son évolution trois périodes assez distinctes : une première que nous désignerons sous le nom de période de *tuméfaction dure* ; une deuxième, la période d'*ulcération* ; enfin, la période de *réparation*.

1° *Première période.* — Nos deux malades se sont présentées à l'hôpital portant déjà des ulcérations vulvaires, mais celles-ci n'occupaient qu'une partie de la surface de la région malade, de sorte que nous avons pu étudier sur elles l'état des parties qui précède l'ulcération. De plus, nous trouvons dans d'autres observations, et dans les considérations anatomo-pathologiques, un appui pour cette division de la marche des accidents. Dans la leçon de M. Fournier (1), sur la syphilide gommeuse du voile du palais, cette évolution de la maladie est très-exactement décrite.

Ce qui peut se constater au début, c'est une *tuméfaction* de la région malade : tuméfaction diffuse, dont l'étendue peut varier considérablement. Dans un de nos cas, nous voyons la gomme se circonscrire dans l'étendue d'une pièce de 1 franc dans l'autre, elle envahit toute la moitié de la vulve en long et en large. Cette tuméfaction constitue une véritable *tumeur* implantée dans les tissus, et se présentant sous forme de *noyau* arrondi et peu saillant,

(1) A. Fournier, *op. cit.*, p. 21.

plus ou moins profond, ou bien de *plaque* de largeur et d'épaisseur variables ; mais cette tumeur, comme le dit M. Fournier (1), est moins souvent *circonscrite* que *diffuse*. Cette apparence diffuse, cette absence de limites précises à la vue et au palper, résulte directement de la constitution anatomique de la lésion telle que nous l'avons décrite d'après MM. Ranvier et Cornil.

Un caractère important de la gomme à cette période se tire de sa *consistance*. Les tissus affectés sont d'une *dureté* vraiment remarquable, dureté *chancroïde*, comme dit M. Fournier. Elle rappelle exactement la consistance du cuir.

Quelquefois, au lieu de former une tumeur se perdant graduellement à la périphérie dans les tissus sains, la gomme revêt la forme d'une tuméfaction dure de tout un organe ou portion d'organe, qui conserve alors sa forme première avec des dimensions plus ou moins exagérées. On voit ainsi le clitoris ou une petite lèvre être épaissis, durs comme s'ils étaient sculptés dans un bloc de cartilage.

La tumeur est recouverte extérieurement par une muqueuse rouge ou blafarde, amincie, tendue et luisante, adhérant aux tissus sous-jacents et faisant corps avec eux.

Les symptômes fonctionnels font complétement défaut ; on ne constate ni douleur, ni prurit ; il n'existe aucun phénomène inflammatoire local ou général. Le début est toujours ignoré, insidieux.

(1) A. Fournier, Syphilide gommeuse, p. 20.

La syphilide gommeuse peut être accompagnée d'une *adénopathie* indolente ; celle-ci était assez marquée chez une des malades dont nous donnons l'observation *in extenso*. Ce fait prouve, une fois de plus, que l'adénopathie n'est pas une lésion spéciale au chancre.

Cet état de la lésion persiste plus ou moins longtemps ; puis il s'établit une ulcération qui, une fois commencée, progresse rapidement en profondeur et en largeur. Les tissus indurés se ramollissent, se désagrègent et disparaissent parfois avec une rapidité effroyable, et peuvent ainsi causer parfois du jour au lendemain des dégâts considérables.

« Rien d'ailleurs de surprenant à cela, dit M. Fournier (1), en décrivant un de ces cas de syphilide gommeuse à évolution rapide. Cette rapide destruction en effet est préparée de longue date; ce n'est pas une muqueuse saine qui disparaît ainsi en l'espace de quelques jours ; c'est une muqueuse depuis longtemps malade, minée à sa face profonde, progressivement amincie, presque détruite en un mot au moment de sa perforation. »

2° *Période d'ulcération*. La destruction des tissus, minés profondément par un travail occulte, marche d'abord rapidement. La perte de substance se creuse de plus en plus, en restant toujours limitée cependant à la sphère d'induration aux dépens de laquelle elle s'opère. Comme celle-ci a le plus souvent une épaisseur considérable, l'ulcération peut

(1) A. Fournier. Syphilide gommeuse, p. 22.

constituer rapidement une plaie profonde sans sortir des limites qui lui sont imposées par l'étendue du travail préparatoire. La lésion prend alors l'aspect d'une plaie creuse, profonde, chancriforme; ses bords, taillés à pic, sont le plus souvent un peu épaissis et saillants; en les palpant on peut reconnaître qu'ils sont débordés en tous sens par une zone indurée, et on peut constater que le fond de la plaie est également doublé par une induration d'une certaine épaisseur, formant une sorte de coque.

Le fond de l'ulcère n'est ni lisse, ni déchiqueté; il présente de petits mamelons arrondis et luisants; les irrégularités qu'on y constate dépendene évidemment de la désintégration inégale des *nodules* qui, par leur agglomération, constituent la tumeur.

Suivant M. Bazin (1), le fond de ces ulcères présente une particularité qui est caractéristique des syphilides gommeuses. « Ce fond, dit-il, n'est pas formé par un plancher unique; il est comme étagé. »

L'agrandissement de la perte de substance s'accompagne d'une *suppuration*, assez abondante; nous n'avons pas examiné au microscope la sécrétion fournie par les gommes que nous avons vues; il est probable qu'il n'y a pas là un pus véritable, mais un liquide épais et uniforme rendu opaque par le détritus granulo-graisseux qui s'échappe de la tumeur. Cette sécrétion, quelle que

(1) Bazin. Leçons sur la scrofule. Paris, 1861, p. 244.

soit sa nature, se concrète à la surface de la plaie et constitue une pseudo-membrane jaunâtre, lardacée, luisante, plus ou moins adhérente, couche blanchâtre, putrilagineuse, comme gangréneuse qui, selon M. Bazin (1), caractérise d'une manière très-positive la nature syphilitique de l'affection.

Lorsque les tissus ramollis et dégénérés se sont vidés à l'extérieur, la plaie peut rester quelque temps stationnaire, puis spontanément ou sous l'influence de la médication appropriée, on la voit entrer dans la phase de la guérison.

3e *période*. — Si la *réparation* des désordres peut se faire par les seules forces de la nature, elle s'opère avec une merveilleuse rapidité sous l'influence de l'iodure de potassium. Dès les premiers jours du traitement, quand le médicament est administré à des doses convenables, c'est-à-dire assez fortes, on voit la sécrétion uniforme se tarir, le fond de la plaie se modifier, devenir rose, et se couvrir de bourgeons charnus. Ce n'est pas seulement la perte de substance qui se comble et se cicatrise; les parties dures et tuméfiées qui menaçaient de s'écrouler pour ainsi dire à leur tour, les bords et le fond de la lésion, reprennent leur aspect et leur *souplesse* normale.

Cette action bienfaisante de l'iodure de potassium se reconnaît bien dans notre première observation, où l'accouchement imminent devait mettre en

(1) Bazin. Leçons sur la scrofule, p. 244.

œuvre toute la souplesse, toute la dilatabilité de l'orifice vulvaire où siégeait la lésion.

La réparation effectuée, il reste une *cicatrice* profonde, plus ou moins pigmentée d'abord; si l'art n'intervient pas à temps, la lésion peut laisser des *dégâts* profonds et considérables; la perte de substance en se cicatrisant peut devenir le siége d'une rétraction qui occasionne des difformités fâcheuses, et des rétrécissements d'orifice.

Le *pronostic* de la syphilide gommeuse de la vulve ne peut être considéré comme fâcheux, une fois le diagnostic établi, vu la merveilleuse efficacité de l'iodure de potassium.

Diagnostic. — On n'a pas très-souvent l'occasion de faire le diagnostic de la gomme vulvaire avant l'état d'ulcération. La lésion, étant absolument indolore, est si peu inquiétante que les malades ne consultent guère le médecin à cette période. Nous croyons cependant que la nature de l'accident pourrait être assez facilement reconnue, surtout si, par les commémoratifs ou des stigmates de vérole, on pouvait reconnaître d'avance l'existence de la syphilis constitutionnelle. Même en dehors de ce cas relativement facile, une tuméfaction diffuse *très-dure* et indolore ne pourrait guère éveiller l'idée d'une autre lésion que celle dont nous nous occupons; les soupçons seraient alors ou confirmés ou dissipés par l'action de l'iodure de potassium qu'on serait autorisé à administrer, et qui constitue pour le diagnostic de la syphilide gommeuse une véritable pierre de touche, comme nous aurons l'occasion de le faire voir plus loin. Il ne semble pas possible de confondre avec cette induration, à physionomie si caractéristique, ni le gonflement inflammatoire ou œdème aigu de la vulve, ni l'œdème chronique. Celui-ci, en effet, présente une dureté tout à fait différente de la rénitence chondroïde de la gomme; il a quelque chose de mollasse et de pâteux, comme du caoutchouc ramolli.

C'est à la *période d'ulcération* que la syphilide gommeuse peut être difficile et même presque impossible à reconnaître. Voyons en effet quels sont, en quelques mots, les caractères de l'ulcération : tout à fait au début, elle peut être peu profonde et de faible étendue, reposant sur un noyau ou sur une plaque indurée lisse; si alors, comme cela peut quelquefois être, ses bords sont peu accentués, et son fond lisse, elle pourrait simuler de très-près, par ses caractères objectifs, le *chancre induré*. Nous n'avons pas rencontré à Lourcine de faits de ce genre, mais ils seraient théoriquement très-possibles, et il nous semble que plusieurs des faits rapportés par M. Fournier (1), dans son mémoire sur le pseudo-chancre induré, seraient des cas de ce genre (voir les observations III, IV, V, VI), observés chez l'homme.

Pourrait-on, avant la destruction profonde de la

(1) A. Fournier. Du pseudo-chancre induré. Paris, 1868. (Extrait des Arch. gén. de méd., juin 1868.)

tumeur gommeuse, la confondre avec un *éptihéliomа* de la vulve? Le doute serait rarement possible, car le cancroïde constitue non pas une sorte d'infiltration du tissu sur lequel il siége, mais une véritable tumeur saillante, *hypertrophique*, végétante; si, par un concours exceptionnel de circonstances, l'épithélioma venait à revêtir les caractères physiques de la gomme, la marche de l'affection et surtout l'action nulle de l'iodure de potassium lèverait tous les doutes.

Le plus souvent l'ulcération gommeuse revêt, sinon dès le début, du moins plus tard, une autre physionomie que celle que nous venons de lui considérer; c'est alors une plaie profonde, anfractueuse, une véritable caverne creusée au sein des tissus; elle peut, sous cette forme, ressembler à deux affections : le *chancre simple* et la *scrofulide maligne* des muqueuses, ou *lupus muqueux* (esthiomène).

Le *chancre simple* cependant présente plusieurs caractères qui doivent toujours le faire reconnaître. Il survient indépendamment de toute infection syphilitique préexistante, et à la suite d'un coït impur peu éloigné (5 ou 6 jours en moyenne). Il débute, et le plus souvent parcourt toute sa carrière, sans présenter d'induration de sa base; il est presque toujours multiple, surtout chez la femme, et de plus ses multiplications s'effectuent par un processus d'auto-inoculation facile à surprendre. Enfin, et ce signe quoique absolument concluant pour le diagnostic doit être presque toujours inutile, il fournit un *pus inoculable* au porteur de l'accident. Nous passons sur ce diagnostic différentiel qui ne mérite pas plus de détails, pour arriver à celui qui présente le plus de difficultés.

La scrofulide maligne ou *lupus* de la vulve est un accident qui le plus souvent (dans les trois quarts des cas, dit M. Bazin) a été précédé par des scrofulides bénignes (gourmes, impétigo, ophthalmies et engorgements ganglionnaires). Elle a, de plus, certains caractères physiques qui la différencient; ainsi elle est souvent plutôt hypertrophique qu'ulcérative, etc.; mais, d'autre part, elle peut se manifester comme accident isolé et tardif de la scrofule (scrofulide fixe primitive de M. Bazin, lupus idiopathique de quelques auteurs), et elle peut aussi, par ses caractères objectifs, *simuler parfaitement* la syphilide gommeuse. Il n'est pas besoin, à ce sujet, de descendre dans les détails; qu'il nous suffise de citer M. Bazin, si compétent en pareille matière : « Le diagnostic est quelquefois très-obscur, dit-il, parce que l'ulcère syphilitique simule parfaitement, dans un grand nombre de cas, l'ulcère de la scrofulide profonde » (1).

Maintenant, rappelons que, pour la syphilide gommeuse également, les commémoratifs peuvent ne nous apporter aucune donnée diagnostique, soit qu'il s'agisse d'un cas de syphilide héréditaire tardive, soit simplement par suite de l'ignorance ou de la mauvaise foi de la malade; «alors, on n'aura,

(1) E. Bazin. Leçons sur la scrofule. Paris, 1861, p. 242.

dit M. Bazin, pour asseoir le diagnostic, que les caractères propres de l'ulcère qui est en ce moment l'unique objet de nos recherches. »

Eh bien! dans ce cas, lorsque toutes les autres données diagnostiques font défaut, l'emploi de l'iodure de potassium fournira un renseignement concluant, en modifiant du coup et puissamment l'ulcère syphilitique, tandis qu'il aura une action nulle ou tout au plus lente et douteuse sur l'accident scrofuleux. « L'iodure, en pareil cas, dit M. Fournier, est un véritable critérium de la spécificité syphilitique (1). »

Traitement. — Quant à la question du traitement, nous ne saurions mieux faire que de reproduire ici ce que disait M. Fournier dans sa leçon sur la syphilide gommeuse du voile du palais (2). Il préconisait : 1° l'administration de l'iodure de potassium à l'intérieur; 2° des gargarismes iodés (eau, 250 gr.; iodure de potassium et teinture d'iode, āā 2 gr.); 3° des attouchements quotidiens sur les parties ulcérées avec un pinceau chargé de teinture d'iode.

« Ce n'est pas tout que donner l'iodure; il faut encore l'administrer *à sa dose.*

« Si l'on procède par petites doses, si l'on se contente de 30, 40, 50 centigr. par jour, le remède n'agit pas ou du moins il n'agit pas assez ni assez vite... »

(1) A. Fournier. Leçon clinique sur la syphilide gommeuse du voile du palais. Paris, 1868, p. 17.
(2) *Loc. cit.* p. 27.

« D'emblée, sans crainte, *il faut* prescrire une dose véritablement active : 2 ou 3 grammes dès le premier jour, et même si, les jours suivants, le mal ne paraît pas suffisamment influencé, la dose quotidienne du remède devra être élevée à 4, 5, ou 6 grammes.

« Donner l'iodure le plus tôt possible et le donner à haute dose, *larga manu*, voilà le véritable secret de la médication et la clef du succès. »

Obs. XXIX. *Syphilide gommeuse de la vulve.*

(Obs. recueillie et rédigée par M. Curtis.)

L... (Eugénie), âgée de 30 ans, entre à Lourcine, salle Saint-Clément, n° 8, le 30 septembre 1868, pour une plaie étendue située à la vulve.

Antécédents. — N'a jamais présenté d'accidents scrofuleux ; dit avoir eu une fluxion de poitrine à l'âge de 11 ans, n'a fait jamais de maladie antérieure aux accidents vénériens.

Début du mal il y a deux ans et demi sous forme de « boutons » à la vulve (la cicatrise existe encore à la grande lèvre droite). Elle fut contaminée par son mari qui avait, dit-elle, des plaies à la verge. Angine ulcéreuse il y a un an et demi. Les plaies actuelles datent de six mois ; elles ne sont devenues inquiétantes par leur aspect que depuis un mois.

Elle a été traitée pendant environ quatre mois à l'hôpital de Saint-Quentin, mais ne peut donner de renseignements sur les agents qu'on lui aurait administrés.

Un accouchement antérieur, il y a un an. *Enceinte* aujourd'hui de sept mois.

Etat actuel. — Le 22 sept. La malade se présente avec une ulcération des plus étendues et des plus creuses occupant les parties génitales externes. Cette vaste plaie a détruit la presque totalité de la grande lèvre gauche, toute la petite lèvre gauche et la moitié gauche du clitoris ; de plus elle se prolonge en bas jusqu'à la commissure postérieure de la vulve et sur la fesse gauche, en suivant le sillon génito-crural qui est labouré dans une grande étendue et à une grande profondeur.

Reprenons un peu en détail la description des lésions causées par cet ulcère en le considérant de haut en bas :

La plaie commence supérieurement sur le pénil, où se trouve, au-dessus du clitoris, une *caverne* tellement profonde qu'on n'en voit pas le fond, paraissant se diriger à une distance de plusieurs centimètres dans l'épaisseur du mont de Vénus; cette caverne semble, à la vue, ne devoir s'arrêter que sur la symphyse pubienne; ses bords sont abruptes, taillés à pic, un peu rouges; les téguments externes sont sains en apparence à 5 millim. des bords, qui sont un peu renversés en dehors. Cette description de l'état des bords peut s'appliquer à tout le reste de la lésion. Ajoutons que les bords sont partout d'une *dureté cartilagineuse ;* on dirait que toute la plaie est doublée d'une couche durcie, épaisse de 1 centimètre.

Cette caverne du pénil se continue avec un ulcère qui a complétement détruit la moitié gauche du clitoris, ainsi que la totalité de la petite lèvre gauche, et qui a labouré assez profondément la face interne de la grande lèvre gauche.

Le côté gauche de l'entrée du vagin toutefois, et le voisinage du méat uréthral, paraissent sains à peu près, bien que la muqueuse présente en ces points quelques petits mamelons rosés, et soit d'une dureté cartilagineuse.

La lésion, en tant que surface ulcéreuse, s'arrête à mi-hauteur de la grande lèvre gauche, mais celle-ci est ici *dure comme du bois,* couverte d'une muqueuse luisante, amincie, faisant corps avec les tissus sous-jacents, peut-être cicatricielle.

Plus bas se trouve une deuxième ulcération, qui part de la fourchette, où elle est irrégulière, anfractueuse, assez profonde, pour remonter en s'élargissant dans le sillon génito-crural gauche. Ici elle contourne l'extrémité inférieure de la grande lèvre presque entièrement détruite, et s'arrête enfin à une distance de quatre travers de doigt de la fourchette; elle se termine en une caverne profonde d'un centimètre et demi, et assez large pour recevoir l'extrémité du pouce.

(Pour les dimensions de ces excavations et leur situation générale, voir les parties ombrées en noir de la planche II.)

Toutes les surfaces ulcéreuses sont légèrement mamelonnées et jaunâtres. Pour nous dispenser d'une description détaillée des caractères physiques de la lésion, disons qu'elle présente presque exactement *l'aspect du chancre simple,* plus la dureté remarquable de toutes les parties atteintes, dureté indiquant bien un processus néoplasique.

Sur la grande lèvre droite, une large surface blanche et une presque dépourvue de poils, *cicatricielle*. Cette cicatrice occupe presque toute la surface cutanée de la grande lèvre et serait le vestige des premiers boutons accusés par la malade ; aucune induration à leur niveau.

L'anus, l'urèthre, le vagin, sont sains.

Dans chaque aine, un ganglion ; celui de gauche gros comme une noix, indolore; celui de droite de la grosseur d'une amande.

Sur les jambes, quelques *macules*, vestiges de « clous » que la malade eut il y a un mois et qui durèrent trois semaines.

Le voile du palais présente un aspect singulier : il est à moitié détruit du côté droit; la luette est déjetée à droite et entraînée en arrière et en bas sur le côté droit du pharynx ; la séparation des piliers en antérieur et postérieur existe à peine. Il n'y a aucun trouble fonctionnel causé par cet état, sauf à peine un peu de nasonnement dans la parole.

Le 23 septembre. Le fond de toutes ces ulcérations est *inégal*, mais il ne présente pas l'apparence *déchiquetée* qu'offre le chancre simple. Ce fond est régulièrement tapissé d'une couche jaunâtre qu'on peut essuyer, et on voit alors apparaître des *bourgeons roses pâles, d'un assez bon aspect :* cette disposition du fond n'est pas générale toutefois car, sur d'autres points, on ne peut enlever cet enduit jaunâtre, et la plaie reste jaune et blafarde.

Traitement. — Iodure de potassium 2 grammes par jour (à prendre deux cuillerées d'un sirop avec *iod. pot.* et *iod. fer*) ; vin de quinquina.

Lotions sur la vulve avec : iodure de potassium, 4 grammes et teinture d'iode, 20 gouttes, pour 200 grammes d'eau.

Le 25. *Etat général de la malade.* Facies pâle, pommettes saillantes; a beaucoup maigri. Tousse beaucoup depuis deux mois, n'a jamais eu d'hémoptysie.

Pouls, 100.

Rien de notable à l'auscultation de la poitrine, ni du cœur.

Dans les vaisseaux du cou, souffle doux, intermittent.

Le foie paraît un peu petit.

Utérus remontant jusqu'à l'ombilic. Battements cardiaques fœtaux très-nettement perçus.

Tourniole purulente au doigt médius droit.

Le 29, *Surprenante amélioration!* L'étendue des ulcérations a diminué de moitié, de même que la profondeur. Le fond est modifié.

La malade a bien meilleure mine. — iod. pot. 3 grammes.

3 octobre. L'amélioration continue. — Iod. pot. 4 grammes.

Le 17. Il ne reste plus que deux points superficiellement ulcérés.

Le 24. Cicatrisation presque complète, il reste quelques petites fissures érosives.

Le 27. Tout est sec, sauf en un point très-restreint.

Le 29. Cessation de l'iodure à cause d'intolérance.

Le 31. *Guérison complète.*

7 novembre. Tous les tissus, même ceux de la cicatrice, s'assouplissent.

Le 25. *Accouche* d'un enfant vivant. Malgré les cicatrices l'accouchement a pu se faire sans entraves, sans déchirures. Quand la malade est entrée, les tissus étaient tellement durs et rigides qu'on se demandait si l'accouchement serait possible sans délabrements effroyables de l'orifice du vagin.

Syphilide gommeuse de la vulve.

Obs. XXX. F... (Hortense), 36 ans, couturière.

Entre à Lourcine, salle Saint Clément, 5, le 9 mars 1869, pour des plaies à la vulve.

Antécédents. — Dit avoir contracté la syphilis il y a douze ans. A fait un traitement prolongé (200 pilules) à l'hôpital St-Louis où elle a été soignée par Malgaigne. A eu à plusieurs reprises des boutons à la vulve.

Etat actuel le 9 mars. — Sur la face interne de la grande lèvre droite et sur la petite lèvre du même côté, existent supérieurement 4 petites ulcérations *creuses*, taillées à pic, à fond jaunâtre, ressemblant à des chancres simples, à tel point qu'on a inoculé leur pus. Ces lésions reposent toutes sur une plaque nettement indurée, large comme une pièce de 2 francs. Sur la petite lèvre gauche, deux autres ulcérations de même nature.

On diagnostique : *Syphilide gommeuse tertiaire* de la vulve, sans attendre les résultats de l'inoculation, et M. Fournier annonce une guérison rapide par l'emploi de l'iod. pot.

Traitement. — Iod. pot., 2 gr.; badigeonnage avec teinture d'iode.

Le 13. Inoculation négative. Amélioration considérable des accidents vulvaires.

15 juin. Les ulcérations se détergent. L'induration persiste.

Le 18. Iod. pot., 4 gr.

Le 2 avril. Guérison, sauf une seule érosion qui ne se cicatrise pas.

Le 19. Guérison complète.

Le 25. La malade a été suivie jusqu'à ce jour et ne présentait plus aucune trace de lésion.

EXPLICATION DES PLANCHES

Planche I. — Syphilide papulo-hypertrophique de la vulve. (Voyez observation 8).

Planche II. — A. Syphilide gommeuse de la vulve. (La description détaillée se trouve dans l'observation 29.)

B. Syphilide cerclée de la grande lèvre.

Planche III. — Syphilide ecthymateuse de la petite lèvre gauche avec sclérème. (Voyez pour les détails, l'observation 23.)

Pl. 1.

Syphilide papulo-hypertrophique.

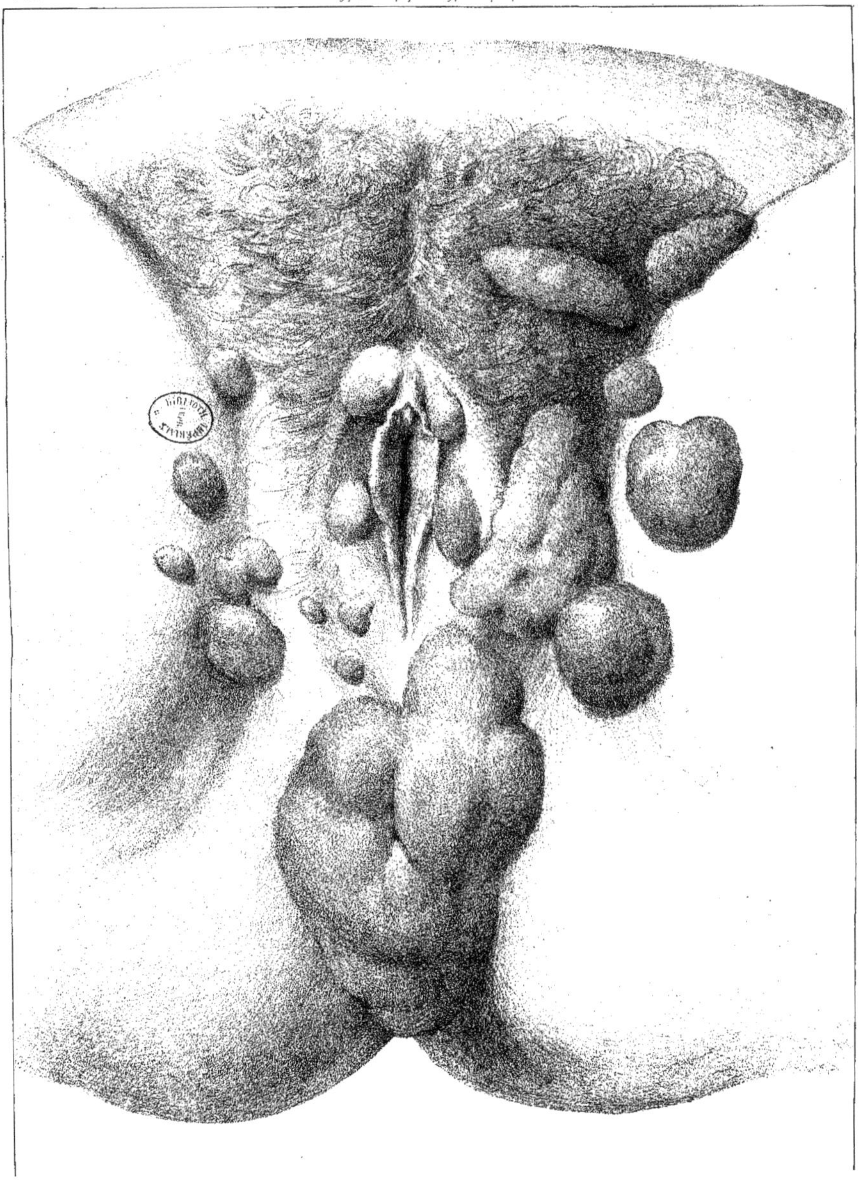

Pl. 2. Syphilide gommeuse de la vulve. Syphilide cerclée.

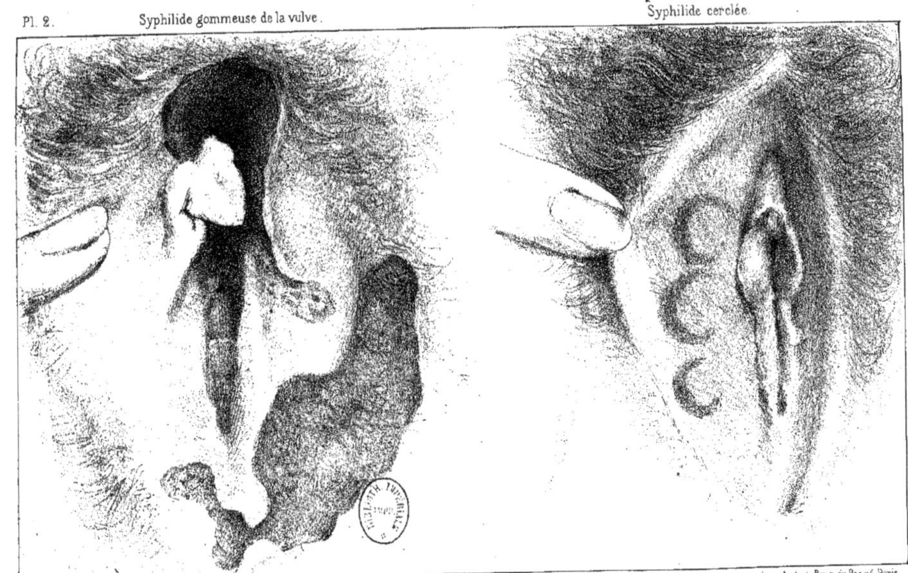

Pl. 3. Syphilide ecthymateuse de la petite lèvre gauche avec sclérème.

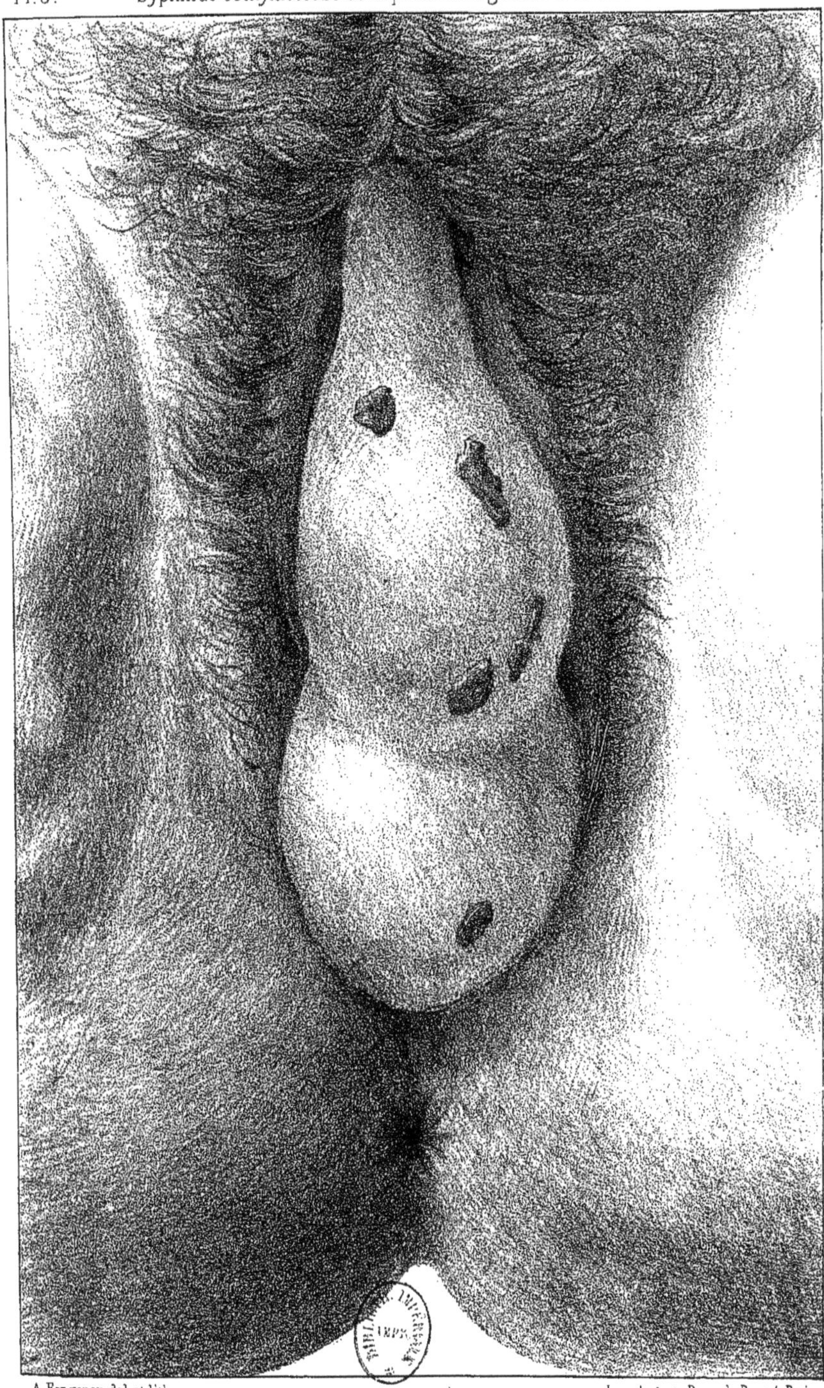

A. Forgeron del. et lith. Imp. Auguste Bry, r. du Bac, 114. Paris.

TABLE DES MATIÈRES

PAGES

Avant-Propos. 5

CHAPITRE Ier.

Division. 9

CHAPITRE II.

Anatomie pathologique. 14

CHAPITRE III.

Etiologie et pathogénie. 18

CHAPITRE IV.

Symptomatologie. 21

I. Syphilides érosives. 25

II. Syphilides papuleuses. 29

III. Syphilides papulo-hypertrophiques 37

IV. Syphilides ulcéreuses 45

Variétés 58

Complications 60

CHAPITRE V.

Diagnostic des syphilides vulvaires. 68

CHAPITRE VI.

Traitement 86

CHAPITRE VII.

Syphilide gommeuses de la vulve 95

Paris. A. Parent, imprimeur de la Faculté de Médecine, rue Mr-le-Prince, 31.

www.ingramcontent.com/pod-product-compliance
Ingram Content Group UK Ltd.
Pitfield, Milton Keynes, MK11 3LW, UK
UKHW021107220726
13924UKWH00004B/1554